Monthly Book *Derma.*

編集企画にあたって…

　小児の皮膚疾患は，同じ疾患においても成人とは症状や経過が違う場合があり，さらに成人で
はほとんどみられない小児特有の疾患が多く存在する．よく「子どもは大人のミニチュア版では
ない」と言われているが，そのとおりであると考えられ，皮膚科医であっても馴染みの薄く，勉強
しづらい分野の一つである．特に，新生児（生下時～生後28日未満）や乳児（生後1歳未満）に関し
ては，期間が1年未満と非常に短く，目にする機会が少ないと思われる．そのため，今回は新生
児と乳児の皮膚疾患に焦点をあてることとし，その中でも比較的頻度の高い疾患や特有の疾患，
注意すべき疾患などを中心に編集させていただいた．

　まず新生児期は，母親の胎内で羊水に守られてきた状態から急に外界へと放り出された結果，
生理的変化として新生児期特有の皮膚症状が多様にみられる．ほとんどが一過性の症状であり経
過観察でよいのだが，実際にみたことのない場合は，治療すべきか経過観察でよいのか悩む場合
も多い．また，新生児期には様々な母斑・遺伝的疾患もみられることが特徴であり，特に血管腫・
脈管奇形や色素斑・色素系母斑などが多くみられ，さらには神経線維腫症1型をはじめとして，
水疱症や角化症を含めた遺伝性疾患もみられる．また成長していく過程で，おむつかぶれや乳児
湿疹などがみられるようになったり，伝染性膿痂疹や伝染性軟属腫などの皮膚感染症も多くみら
れる．それらの疾患以外にも，目にする機会は少ないが注意すべき疾患として肥満細胞腫や
Langerhans細胞組織球症が挙げられ，また体表の小奇形や，脳脊椎病変のサインとしてみられ
ることもある正中部の皮膚病変などについても知っておくとためになると考える．

　このような新生児期～乳児期にみられる多様な皮膚疾患についての知識と理解を深めていただ
くように，それぞれの専門の先生方に執筆を依頼させていただいた．各先生方のご尽力により新
しい知見や臨床写真も盛りだくさん掲載でき，想像以上にすばらしい出来になったのではないか
と思われる．普段成人の患者ばかりで小児の皮膚疾患をみる機会の少ない先生方につきましては
入門から実践の参考書として，また比較的小児を診察する機会の多い先生方にも疾患の確認や
アップデートに是非ご活用いただけると幸いである．

2021年3月

玉城善史郎

KEY WORDS INDEX

WRITERS
FILE
ライターズファイル
(50音順)

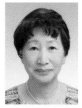

川上　理子
（かわかみ　みちこ）

1973年	千葉大学卒業
	同大学小児科入局
1977年	東京女子医科大学皮膚
	科，助手
1982年	同，講師
1985年	同，助教授
1988年	聖母病院皮膚科，医長
2004年	同，部長
2008年	同，顧問

佐々木りか子
（ささき　りかこ）

1981年	日本医科大学卒業
	同大学皮膚科，助手
1987年	国立小児病院皮膚科
1995年	同，医長
2002年	国立成育医療センター
	皮膚科，医長
2008年	梨の花ひふ科，院長

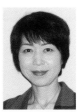

馬場　直子
（ばば　なおこ）

1983年	滋賀医科大学卒業
	横浜市立大学医学部病
	院ローテート研修
1985年	同大学皮膚科入局
1986年	横須賀共済病院皮膚科
1988年	横浜市立大学皮膚科
1991年	同，助手
1993年	同，講師
1994年	神奈川県立こども医療
	センター皮膚科，医長
2003年	同，部長
2015年	横浜市立大学皮膚科，
	臨床教授（兼任）

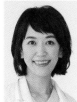

工藤　恭子
（くどう　きょうこ）

2003年	山口大学卒業
	九州大学皮膚科入局
2004年	九州医療センター皮膚
	科
2008年	小倉医療センター皮膚
	科
2010年	九州大学皮膚科，助教
2015年	福岡市立こども病院皮
	膚科，科長

定平知江子
（さだひら　ちえこ）

2001年	香川医科大学卒業
	同大学医学部附属病院
	皮膚科，医員（研修医）
	同，助手
2006年	慶應義塾大学皮膚科，
	専修医
2007年	同，助教
2009年	国立成育医療センター
	（現，国立成育医療研
	究センター）皮膚科，
	医員
2010年	東京都立小児総合医療
	センター皮膚科，医員
2015年	同，医長

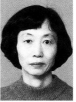

日野　治子
（ひの　はるこ）

1972年	群馬大学卒業
	東京大学皮膚科入局
1973年	関東中央病院皮膚科，
	医員
1975年	東京大学皮膚科，医員
1979年	デンマーク University
	of Copenhagen 皮膚
	科，講師
1981年	関東中央病院皮膚科，
	医長
1985年	同，部長
2012年	同，特別顧問

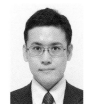

久保　亮治
（くぼ　あきはる）

1994年	大阪大学卒業
	同大学皮膚科入局
2000年	同大学大学院卒業
	ERATO 月田細胞軸プ
	ロジェクト，研究員
2001年	京都大学大学院分子細
	胞情報学，助手
2006年	慶應義塾大学皮膚科，
	助教
2008年	同大学総合医科学研究
	センター，講師
2013年	同大学皮膚科，講師
2016年	同，准教授

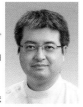

玉城善史郎
（たまき　ぜんしろう）

2003年	東京大学卒業
	同大学医学部附属病院
	皮膚科・皮膚光線レー
	ザー科，研修医
2005年	同大学大学院医学系研
	究科博士課程
2009年	同大学医学部附属病院
	皮膚科・皮膚光線レー
	ザー科，助教
2011年	米国ノースウェスタン
	大学リウマチ科，Post-
	doctral fellow
2013年	東京大学医学部附属病
	院皮膚科・皮膚光線
	レーザー科，助教
	同，特任講師
2015年	埼玉県立小児医療セン
	ター皮膚科，医長
2018年	同，副部長

吉田　亜希
（よしだ　あき）

1999年	浜松医科大学卒業
	岩手医科大学皮膚科入
	局
2001年	同，助手
2008年	同大学病理学大学院修
	了
2009年	赤坂病院皮膚科
	岩手医科大学皮膚科，
	非常勤講師
2013年	虎の門病院皮膚科

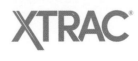
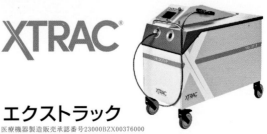

完全攻略！新生児・乳児の皮膚マネジメントマニュアル

◆編集企画／埼玉県立小児医療センター科長　玉城善史郎　◆編集主幹／照井　正　　大山　学

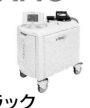
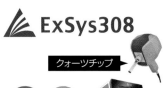

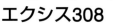
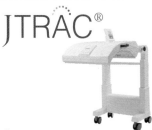

図解 こどものあざとできもの

好評

診断力を身につける

編集　順天堂大学浦安病院形成外科　林　礼人
　　　　赤坂虎の門クリニック皮膚科　大原國章

2020年8月発行　B5判　138頁　定価6,160円（本体5,600円＋税）

臨床写真から検索できるアトラス疾患別目次付き!!

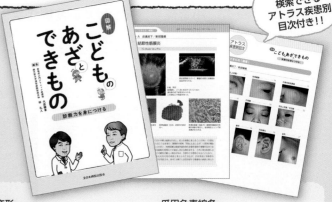

"こども"の診療に携わるすべての方に送る!

皮膚腫瘍外科をリードしてきた編者が経験してきた 64 疾患 520 枚臨床写真とできもの（腫瘍）とあざ（母斑）の知識をぎゅっと凝縮しました!!

CONTENTS

弊社紹介ページはこちら

全日本病院出版会　〒113-0033 東京都文京区本郷 3-16-4　Tel：03-5689-5989
www.zenniti.com　Fax：03-5689-8030

MB Derma, 308：1-7, 2021.

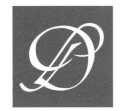

◆特集／完全攻略！新生児・乳児の皮膚マネジメントマニュアル

新生児の皮膚の生理的変化

川上理子*

Key words：新生児(neonate)，生理的皮膚変化(physiological cutaneous changes)，新生児中毒性紅斑(erythema toxicum neonatorum)，新生児痤瘡(acne neonatorum)，サーモンパッチ(salmon patch)

Abstract 新生児期には環境の変化に順応して，皮膚にも様々な生理的変化がみられる．新生児の皮膚は形態的にも機能的にも発達過程にあり，特に生後7日未満の早期新生児期は皮膚の発達にとって最も重要な時期である．在胎週数が37週未満の早産児では，皮膚は未熟で角層が薄く，バリア機能が不十分だが，出生後には急速に発達する．
新生児室では刻々と変化する新生児の皮膚の状態を診察することができる．生理的な皮膚変化がほとんどであるが，先天性皮膚疾患，遺伝性皮膚疾患あるいは感染症で早急に治療を要する場合もある．それらを即時に判断するためには，まず生理的皮膚変化についての十分な知識を持っておく必要がある．
本稿では，在胎週数が37週以降42週未満で出生した正期産児にみられる生理的皮膚変化について，体の部位別に解説した．

はじめに

新生児期とは出生から生後28日未満の期間で，そのなかで生後7日未満を早期新生児期という．母親の胎内で羊水(水分99%)に包まれ，臍帯を通して母体から栄養と酸素を受けて育ってきた胎児が，出生と同時にいきなり乾燥した大気中(酸素21%，窒素78%)に出され，自らの力で生活していくことになる．このような大きな外界の変化に適応して，児は呼吸，循環系および代謝系すべてが変化していく．

外界と直に接する皮膚にも当然様々な生理的変化がみられる．早期新生児期には皮膚のバリア機能や生理機能が急速に発達する．経皮的な水分漏失がバリア機能を促進すると考えられる[1]．

日常の外来診療において新生児の診察をする機会は少ないが，新生児室では出生直後より新生児の日齢に応じた皮膚の変化を観察することができる．そのほとんどは一過性の生理的な皮膚変化であるが，そのほかにも種々の母斑や血管腫が出生時よりしばしば認められる．さらに頭部の皮膚欠損，副耳などの先天性小奇形も時折みられる．また稀ではあるが，色素失調症，表皮水疱症，魚鱗癬などの先天性皮膚疾患，遺伝性皮膚疾患あるいは新生児ヘルペス，ブドウ球菌性熱傷様皮膚症候群(SSSS)，新生児トキシックショック症候群様発疹症(NTED)などの感染症で早急に治療を要する場合もある．

新生児と一口に言っても出生時の在胎週数，体重によって，成熟度はまったく異なっている．在胎週数によって37週以上42週未満で出生した児を正期産児，37週未満を早産児，42週以降を過期産児とすると，34週未満の早産児では皮膚は未熟で角層が薄く，バリア機能が不十分だが，出生後には急速に発達し，生後2〜3週で正常となる．しかし在胎28週未満の超早産児では，十分なバリア機能の発達まで約2か月を要する．

* Michiko KAWAKAMI，〒161-8521 東京都新宿区中落合 2-5-1 社会福祉法人聖母会聖母病院皮膚科，顧問

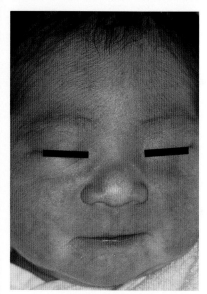

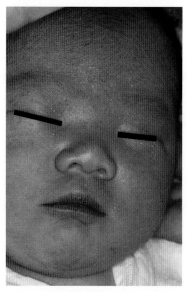

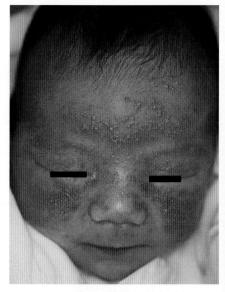

図 1. 日齢 1, 女児. 鼻背部の
脂腺肥大

図 2. 日齢 2, 男児. 眼瞼の稗粒腫

図 3. 日齢 5, 男児. 両頬, 額の
膿疱性汗疹

本稿では，主に正期産児にみられる生理的皮膚変化について解説する．新生児の皮膚の診察はできるだけ短時間で行い，かつ見落としを防ぐため，顔面，頭頸部，体幹部，四肢の順に観察していく．したがって，本稿でも部位別に多くみられる生理的変化について述べる．

顔　面

1．脂腺肥大(sebaceous hyperplasia)(図 1)

出生時には脂腺は既によく発達しており，顔面，頭部に最も多い．新生児の鼻背部では皮脂腺が生理的に肥大し，細かい黄白色丘疹が密集してみられる．額や頬にみられることもあるが，1〜2週間で自然に目立たなくなる．新生児の成熟徴候の 1 つで，早産児ではみられない．

2．稗粒腫(milium)(図 2)

口囲や眼囲に粟粒大の小丘疹が散在してみられることがあるが，これは軟毛漏斗部の閉塞によって生じたもので，新生児の約 30% にみられる．ケラチンを含む囊腫で成人の稗粒腫と異なり，生後 2〜3 週間で自然に消退する．

3．汗疹(miliaria)

全身の汗腺の総数はおよそ 200〜400 万で，出生後に増加することはないため，新生児は単位面積あたりの汗腺の数が非常に多い．そのため高温，多湿の環境下で汗疹を生じやすい．正期産児では出生直後より温熱性発汗がみられるが，体温調節機能はまだ十分に発達していない．

a）水晶様汗腺(miliaria crystallina)

生後数日以内に額に光沢のある粟粒大小丘疹が密集してみられる．汗孔の閉塞によって生じた角層内小水疱で，1〜2 日で容易に破れて環状の鱗屑となる．

b）紅色汗疹(miliaria rubra)(図 3)

生後 10 日前後に両頬や額に紅色小丘疹が多発する．頸部や胸部にみられることもある．表皮内汗管の閉塞により有棘層内に汗が貯留したもので紅斑を伴うが，2〜3 日で消退する．紅色汗疹が顕著で小膿疱が多発した場合は膿疱性汗疹と呼ばれるが，細菌感染によるものではない．

4．新生児痤瘡(acne neonatorum)(図 4)

生後 2 週以降に額，眉間部，両頬に丘疹，膿疱が散在，多発する．

男児に多く，副腎および精巣由来のデヒドロエピアンドロステロン(DHEA)の作用により皮脂の分泌が亢進し，毛孔の閉塞によって生じる．通常，血中 DHEA 値の低下とともに 2〜3 か月で自然に消退する．

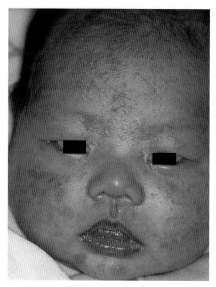

図 4. 日齢 27，男児．新生児痤瘡

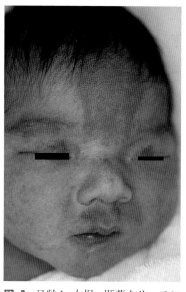

図 5. 日齢 1，女児．顕著なサーモン
パッチ

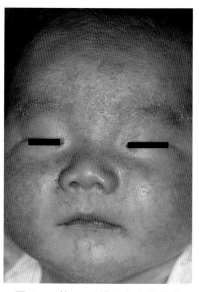

図 6. 日齢 25，男児．脂漏性湿疹

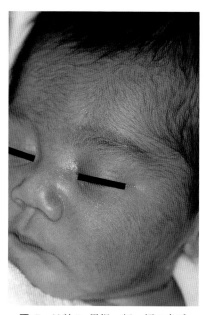

図 7. 日齢 7，男児．額〜頬の多毛

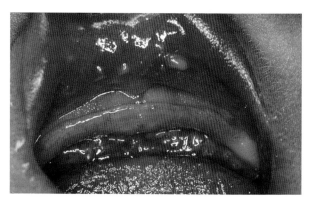

図 8. 日齢 5，男児．歯肉の Bohn's cyst

5．サーモンパッチ（salmon patch）（図 5）

　新生児の前額部，眉間，上眼瞼内側部，鼻背，鼻翼，上口唇皮膚にみられる紅斑で，正中部母斑とも呼ばれる．新生児の約 30％にみられ，常染色体優性遺伝性で，親子や同胞でみられる．程度はごく軽度の場合と著明な場合がある．通常は徐々に目立たなくなるが，前額部で帯状，V 字状に顕著にみられる場合には残存する可能性があり，早期色素レーザー治療の適応となる．

6．乳痂，脂漏性湿疹（cradle cap, seborrheic dermatitis）（図 6）

　生後 2 週以降に前頭部や眉毛部に黄白色の乳痂が付着し，3 週ごろより額，頬，口囲に紅斑，丘疹，脂漏性痂皮や落屑がみられる．

7．多毛（hypertrichosis）（図 7）

　額，こめかみ，頬にかけてうぶ毛が密集してみられることがあるが，1〜2 か月でほとんどが脱落する．肩，背部，上腕伸側にかけてみられることもある．

8．口腔内の囊腫（cysts of the oral cavity）（図 8）

　新生児の約 80％で口腔粘膜に一過性の囊腫や発生過程でみられる小結節が認められる[2]．発生

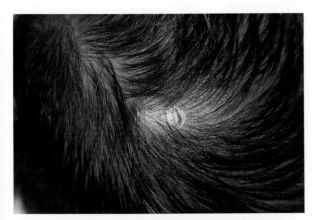

図 9. 日齢 5, 男児. 頭頂部の先天性皮膚欠損

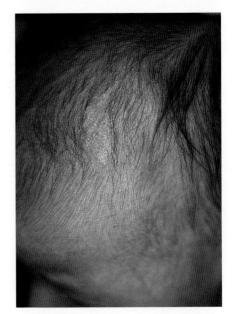

図 10. 日齢 26, 女児. 側頭部の
脂腺母斑

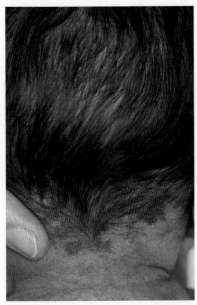

図 11. 日齢 4, 女児. 項部の
ウンナ母斑

部位および組織学的起源によって 3 型に分類される. 口蓋正中部, 硬口蓋と軟口蓋境界部にみられる白色小丘疹は Epstein's pearls と呼ばれ, 胎児期の上皮融合過程において生じた上皮遺残で, 皮膚の稗粒腫と同様にケラチンを含み, 数週で自然に破れて消失する. また歯肉部にみられる白色小結節は Bohn's cyst と呼ばれ, 一見先天歯と間違えやすい. また上顎歯肉にみられる白色小丘疹は

dental lamina cyst と呼ばれ, 歯槽窩稜にみられる歯堤の遺残である.

頭頸部

1. 脱毛巣(図 9, 10)

　生理的な皮膚変化ではないが, 新生児の頭部に出生直後より脱毛局面をみることがあり, 分娩時外傷と間違えられることがある. 頭頂部付近でみられる円形の皮膚菲薄化局面は先天性皮膚欠損で, 側頭部に多い黄色調局面は脂腺母斑である.

2. ウンナ母斑(図 11)

　項部および後頭正中部にみられる紅斑は顔面のサーモンパッチと同様, 毛細血管の拡張による正中部母斑で, 両者の合併例も多い. サーモンパッチより消退しにくく, 顕著な場合は成人になっても残存する可能性があり, 色素レーザーの適応である.

体 幹

1. 新生児中毒性紅斑(erythema toxicum neonatorum)(図 12)

　正期産児の 30〜50% にみられる一過性の皮膚変化で, 生後 1〜3 日ごろより出現し, 数日で自然消退する. 体幹に多いが, 顔面, 四肢近位にもみ

図 12. 日齢 1. 女児. 上胸部の
新生児中毒性紅斑

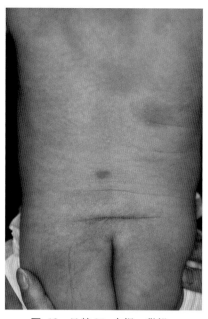

図 13. 日齢 27. 女児. 背部,
腰臀部の蒙古斑

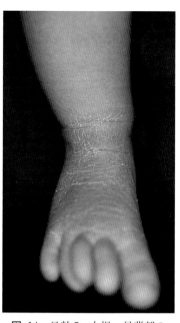

図 14. 日齢 5. 女児. 足背部の
異所性蒙古斑

られる. しかし毛包を欠く手掌や足底にはみられ
ない. 早産児には少ない.

　大小の紅斑が散在, 多発し, 中心に紅色小丘疹,
小膿疱をみる. 個疹の経過は速く, 次々と新生・
消退していく. 膿疱は無菌性で, 毛包周囲には密
な好酸球浸潤と好中球, 樹枝状細胞, マクロ
ファージを認める.

　原因に関しては諸説あったが, 現在では皮疹の
滲出液中に IL-1, IL-8, eotaxin, aquaporin 1.3,
psoriasin などの mediator が同定され, それらが
出生直後より始まる毛包への細菌の棲みつきに対
する免疫反応を示すものであるとされている[3].

　臨床症状より診断が容易であるが, 他の膿疱性
疾患との鑑別には膿疱スメアのギムザ, あるいは
ライト染色で好酸球を確認する. 治療の必要はない.

2. 蒙古斑(mongolian spot)(図 13, 14)

　新生児の 90% 以上にみられる腰臀部の青色斑
で, 色調, 範囲には個人差が大きく, 異所性に肩,
背部, 上腕伸側, 手首, 下腿部, 足首などにもみ
られる. 通常の蒙古斑は 1 歳ごろより消退し始め,
4〜5 歳ごろまでにはほぼ消失するが, 異所性に生
じた色調の濃いものでは残存する可能性があり,
治療の対象となる. Q スイッチアレキサンドラ
イトレーザーおよび Q スイッチルビーレーザー照

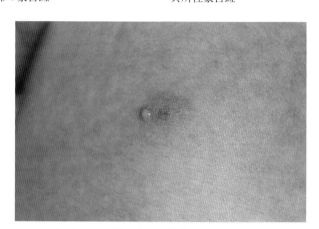

図 15. 日齢 27. 女児. 乳暈の adnexal polyp

射は保険の適用になっている.

3. Adnexal polyp(図 15)

　乳暈にみられる粟粒大の常色小丘疹で新生児の
約 3% にみられる. 組織学的には毛嚢, 汗腺, 残
存脂腺を含んでいる[4]. 生後 1 週間ほどで自然に
乾燥脱落する.

4. 外陰部の変化(図 16)

　女児では腟前庭にポリープ様の腫脹がみられる
ことがあるが, 徐々に小さくなる. 男児の陰嚢あ
るいは女児の陰唇に黒褐色の色素沈着をみること
がある. 胎盤由来のステロイドホルモンによると
考えられ, 生後 10 日ごろには消失する. 一方, 先

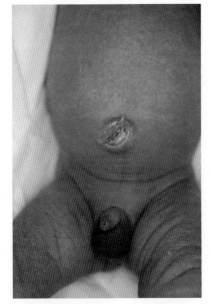

図 16. 日齢 4, 男児. 陰嚢の
色素沈着

天性副腎過形成児では皮膚全体と特に外陰部, 乳
輪の色素沈着があり, 女児では性器の異常がみら
れる.

5. 肛囲皮膚炎(perianal dermatitis)(図 17)

生後数日で肛門周囲に紅斑やびらんがみられ
る. 糞便中に含まれるプロテアーゼやリパーゼの
刺激による可能性が考えられている.

四 肢

1. おしゃぶり水疱(sucking blister)(図 18)

出生直後の新生児の手指, 手背, 手首, 前腕内

側あるいは上口唇正中部に長円形の緊満性水疱,
びらん, 痂皮がみられることがある. これは胎児
が同部位を吸啜していたことを示し, 出生後も同
部位を吸啜する行動がみられる. 1~数か所みら
れるが, 数日から 1, 2 週以内に自然に乾燥治癒す
る.

2. 網状皮斑(cutis marmorata)

生後 4~5 日ごろより下肢や胸部などに網状の
淡紅斑がみられることがある. 血管運動神経機能
が未熟なことによるもので, 早産児に多く, 数日
で消失する.

3. 新生児落屑(neonatal desquamation)(図
19)

生後 2~4 日ごろよりみられる皮膚の乾燥と落
屑で, 体幹, 四肢の膜様落屑, 手首, 足首の浅い
亀裂もみられる. 早産児では生後 1~2 週ごろより
みられる.

4. 爪の変化(図 20)

爪は非常に薄く, 柔らかく透明感がある. 手指
の爪は伸びているが, 足趾の爪は十分伸びておら
ず埋没してみえることがある.

おわりに

新生児期には様々な皮膚変化がみられる. 生理
的な皮膚変化がほとんどだが, 病的な皮膚症状で
治療を必要とする場合もあり, 迅速判断を要す

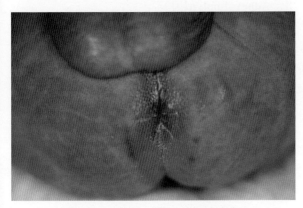

図 17. 日齢 26, 男児. 肛囲皮膚炎

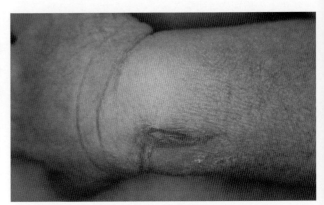

図 18. 日齢 1, 男児. 右手首の sucking blister

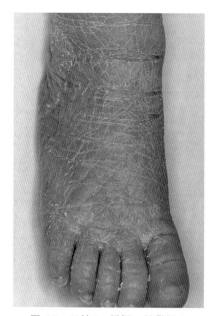

図 19. 日齢 5, 男児. 足背部の
落屑と亀裂

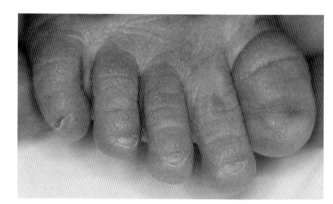

図 20. 日齢 0. 男児. 薄い足爪

る. そのために, まず生理的な皮膚変化について
の十分な知識を持っておく必要がある.

文 献

1) Hanley K, Jiang Y, Elias PM, et al：Acceleration of barrier ontogenesis *in vitro* through air exposure. *Pediatric Res*, **41**：293-299, 1997.
2) Larral M, Abad ME：Trasient skin disorders in the neonate and young infant. Harper's textbook of pediatric dermatology, 4th ed(Hoeger P, et al eds), Wiley Blackwell, Oxford, pp. 77-78, 2020.
3) Marchini G, Nelson A, Edner J, et al：Erythema toxicum neonatorum is an innate immune response to commensal microbes penetrated into the skin of the newborn infant. *Pediaric Res*, **58**：613-616, 2005.
4) Hidano A, Kobayashi T：Adnexal polyp of neonatal skin. *Br J Dermatol*, **92**：659-662, 1975.

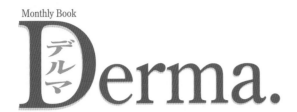

好 評

No.294

"顔の赤み"
鑑別・治療アトラス

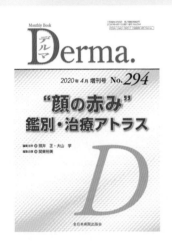

MB Derma. No.294 2020年4月増刊号

● 編集企画：関東 裕美
（東邦大学医療センター大森病院臨床教授）
● 定価 6,380 円（本体 5,800 円＋税） ● B5 判 ● 276 ページ

"顔の赤み"の鑑別・治療をまとめた実践書！

アトピー性皮膚炎、酒皶、皮膚感染症、膠原病などの皮膚疾患に伴うものや、日用品や治療薬が原因で生じているもの、悪性腫瘍が背景に存在しているものなど、多種多様な原因が考えられる"顔の赤み"。
他疾患と見間違えないための鑑別診断の要旨をわかりやすく解説し、さらにそれぞれの原因に応じた治療の実際についても詳述！
多数の症例報告から学べる必読の一書です！！

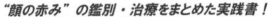

▶目 次

- -

（株）全日本病院出版会 www.zenniti.com

〒 113-0033　東京都文京区本郷 3-16-4　　電話(03)5689-5989　　FAX(03)5689-8030

MB Derma, 308：9-15, 2021.

◆特集／完全攻略！新生児・乳児の皮膚マネジメントマニュアル

よくみる新生児・乳児の皮膚疾患

定平知江子*

Key words：乳児湿疹(infantile eczema)，アトピー性皮膚炎(atopic dermatitis)，おむつ皮膚炎 (diaper dermatitis)，乳児寄生菌性紅斑(erythema mycoticum infantile)，汗疹(miliaria)

Abstract 新生児と乳児によくみられる皮疹のうち，おむつ皮膚炎，汗疹，乳児湿疹，アトピー性皮膚炎，乳児寄生菌性紅斑の5項目を取り上げ，特に本稿では湿疹を中心に記載した．重要な点は，① 新生児期に乳児湿疹やアトピー性皮膚炎は出現しない，② 皮疹に見合った外用療法を実施し，ステロイド内服による治療は行わない，③ 保護者のタイプに合わせ，先を見越した対応を心がける，ということである．

はじめに

新生児期から時間を追って皮膚をみていくと，個人差はあるが生後2,3週ごろより新生児痤瘡や脂漏がみられ，場合によっては脂漏性湿疹を伴い，乳児期以降から児によっては乳児湿疹が，あるいはアトピー性皮膚炎(AD：atopic dermatitis)がみられる．

当科では10年前から新生児皮膚健診を行っているが，その際，多くの保護者から「これはアトピーでしょうか」，「いつになったら(ADに)なるのでしょうか」と，あたかもADになることが既定しているような質問を耳にしてきた．これまでの集計では，保護者の約8割が児の皮膚で心配があると答え，うち半数は新生児痤瘡のことを気にしていたが，これを乳児湿疹やADと誤認している保護者も多くいた．さらにADは難治で，ずっと付き合わなければならないという負のイメージも持たれていた．当然のことながら，小児のすべてがADを発症するわけではなく，新生児期には

AD はもとより乳児湿疹もみられない．

実際のところ，免疫不全を伴う乳児におけるAD様皮疹には難治例があるが，それ以外の通常の乳児湿疹や乳児ADは，全例が皮疹に見合った外用療法で問題なく改善していく．しかし，適切なスキンケアや外用療法といった対応がなければ，皮疹が遷延して紅皮症を呈する乳児も珍しくない．

以下に，新生児期からもよくみられるおむつ皮膚炎と汗疹，乳児期以降によくみられる乳児湿疹，AD，皮膚カンジダ症である乳児寄生菌性紅斑について，順に記載する．

おむつ皮膚炎

排泄物で皮膚が長時間濡れたり，過度に擦れたりすることで肛囲に紅斑やびらんを生じる(図1)．下痢や抗菌薬内服のエピソード，あるいはおむつを適切に交換されていない児のほか，基礎疾患(腸管が短くなった状態の児，ヒルシュスプルング病の術後患児など)のため頻回に排便がある児にはよくみられる．また，新生児期は緩い便が頻回に出ることが多く，乳児期に下痢を生じることもしばしばであるから，軽度のおむつ皮膚炎を

* Chieko SADAHIRA, 〒183-8561 府中市武蔵台2-8-29 東京都立小児総合医療センター皮膚科, 医長

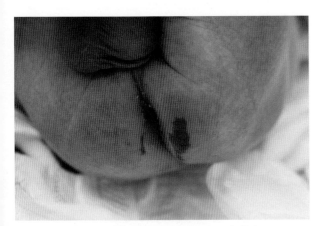

図 1. 新生児期にみられるおむつ皮膚炎

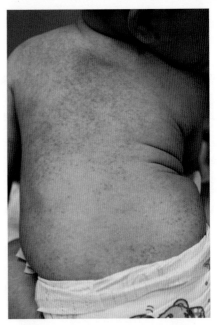

図 2. 紅色汗疹（文献 2 より転載）

含めると，どの新生児〜乳児にも出現する可能性はある．当科では健診の際，入浴後に白色ワセリンなどで肛囲や臀部の皮膚を保護することを勧めている．紅斑が著明であったり，びらんがみられたりする場合は，亜鉛華軟膏の塗布を勧める．なお，これを除去するときはオリーブ油を用いるので，保護者に処置の方法を説明する[1]．

汗 疹

エクリン汗管が角層下〜表皮真皮境界部で閉塞し，汗が滞留して生じると考えられている．高温多湿の環境や厚着は汗疹の出現を助長するので，乳児のみならず新生児にもみられることがある．汗管の閉塞部位によって，角層では水晶様汗疹，顆粒層〜有棘層付近では紅色汗疹（図2）[2]，表皮真皮境界部では深在性汗疹に分類され，それぞれ臨床像が異なる．予防が最も大切で，涼しい環境下で過ごし，過度に厚着をさせないことや，シャワーで汗を流すこと，もしシャワーができないときには，汗を吸収した下着を新しい下着に取り替えたり，冷やした濡れタオルで汗を拭き取ったりなどという対策が有用である[3]．紅色汗疹のある箇所を掻破して湿疹反応を伴っている場合，ステロイド外用薬を塗布することもある．

乳児湿疹と AD

1．概 念

乳児期に生じる皮疹を総じて乳児湿疹と呼ぶ考えもあるようだが，なるべく区別できる疾患概念には，それぞれに異なった疾患名を与えたい．例えば，先述の新生児痤瘡や脂漏性湿疹，またおむつ皮膚炎などはその病名をそのまま用いるべきで，これらを乳児湿疹と称するのは違和感がある．

乳児特有の現象に対応して，特定の誘因がわかっている場合には，それを冠した俗称もある．いわゆるよだれまけ，指しゃぶり皮膚炎などと呼び，保護者も理解しやすい．さらに，このような特定の呼称はつけられていないが，「乳児だからこそ生じる動き」によって様々に誘発される湿疹がある．例えば，手掌の把握反射は生後3〜4か月ごろまで認められ，それとは別に空腹時や眠前などでは手が様々な方向へ動き，指の当たる角度によっては掻破痕を生じることがある．これらは掻痒のために掻いているのではない．その後，まったくスキンケアをされずそのままでいるうちに，あるいは機嫌を損ねて児がタオルに顔を繰り返し擦りつけるなど，スキンケアを上回る外的刺激の影響で，最終的に顕著な紅斑やびらんへと進展し

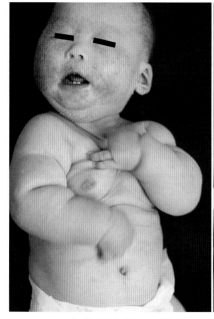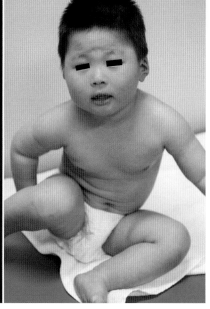

a．初診時（生後 6 か月）　　　　　　b．2 歳 9 か月

図 3．アトピー性皮膚炎
幼児期にも外用は必要であったが，プロペト®による保湿とアルメタ®軟膏の外用，
時折リドメックス®軟膏の併用で皮疹は改善し，よい状態が続くようになった．

てしまうことがある．おむつ替えのときに児が両下肢を持ち上げられる際，ちょうど児の手が大腿付近に当たることで，そこを擦るうちに紅斑がみられるようになる場合も多い．胸部のいわゆる nipple dermatitis が擦れるために出現することはよく知られているが，乳児のふくらんだ腹部も同様で，抱っこの際などに擦れ，そのうち軽微な炎症が度重なると，服を脱がせたときに児が腹部を掻破するようになる．このような場合は既に湿疹を生じており，児の動きは掻破行動に該当する．

そのほか乳児期の皮膚の特殊性として，生後 3 か月あたりから皮脂の分泌が低下してくる生理的な要因がある．外界の影響としては，寒冷であったり，湿度の低い時期であったりといった季節的な要因も関与することがある．

乳児期におけるこうした一連の湿疹を，現在のところは便宜上，乳児湿疹としている．もちろん乳児全員が発症するわけではなく，その児が持っている皮膚の状態にもよるが，乳児湿疹は乳児期特有の現象や繰り返す物理的・外的刺激が大きな要因であり，それを支持するように，その時期を

過ぎると皮疹がみられなくなる．

AD については，乳児湿疹との判別は難しいとされるが，乳児期以降では明確に両者の予後が異なる．すなわち，患児がこれまでの寝転がる，抱っこされるという生活から，歩行を始め立位で過ごすことが多くなる 1 歳から 1 歳半ごろまでに乳児湿疹は消失していくが，AD ではその時期を過ぎてもなお湿疹が出現する（図 3）．乳児湿疹を早期寛解型 AD として AD に含める考えもあるようだが，どの湿疹も AD と一括りにするのは議論の余地があるように思う．

なお，不十分な処方や外用量の不足，不良なアドヒアランスといった，「乳児本人の原因ではない」種々の理由により，本来もっと早期に治るはずの乳児湿疹が結果的に長引いてしまい，さらに増悪した皮疹を生じている例はかなり多い．そのまま続くと AD の様相になっていくことがある．実際は難治ではなく，適正な外用療法に切り替えるだけで非常によく改善する．

一方，家庭の事情で保護者が育児に時間を割けない状況であったり，外用どころか児の食事も用

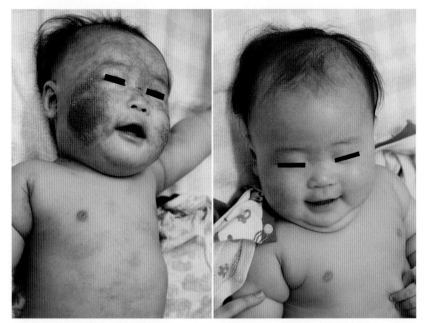

a. 初診時(生後5か月)　　　　　　　　b. 初診から1週間後

図4. 乳児湿疹

母親は看護師であったが，ステロイド外用が内服と同等の副作用だと信じており，近医での治療を受け入れなかった．当科初診時に時間をかけてご説明し，両親がともに納得したうえでプロペト®の外用とアルメタ®軟膏を使用した．速やかに皮疹は改善し，その後も念のため1歳近くまで経過をみたが，特に皮膚トラブルを生じなかった．

意できていなかったりという事例もある．祖父母や親戚など家族のサポートがあれば最も望ましいが，まったくそのような援助がない家庭もある．ネグレクトやそれに準じる場合は組織的対応を行い，そうでない場合も，行政を含めた育児支援の種々のサポートを探して連絡を行い，必要なつながりを作り，湿疹の治療を超えて，子どもの生活環境を整えるよう努めている．

2．診　断

乳児期の湿疹病変について，筆者は乳児湿疹かADかの判断を必ずしも急がない．その理由は，ガイドラインに記載の通り種々の鑑別疾患があるほかに，以下のような乳児の特殊性がみられるためでもある．

1）乳児によっては手や体の動きがかなり強く，ADでなくとも著明な湿疹病変を呈する児がいるため(図4)．したがって，アレルギー素因の有無にかかわらず，外的刺激で顕著な湿疹を生じることは日常的に起こり得る．

2）保護者の予想外の行動で，乳児の湿疹が惹

起されている場合があるため(例えば保護者が薬局で勧められるままにドクダミを煎じた湯で児を入浴させ続けて，全身に紅斑が出現した例など)．

保護者には適切なスキンケアを含めて丁寧に説明し，治療を開始して，皮疹の様子を観察することが重要である．生後1年以上を経てからADと診断するという教え[4]は，筆者もそのように教わったが，改めて今なお乳児を診察していて妥当だと感じている．

3．治　療

湿疹以外の疾患を除外できれば，まずは標準的な外用療法で皮疹をよくすることに注力する．具体的な処方内容は，医師によって様々な方法があり，ここではその是非を問わないが，紅皮症の乳児にも通用する処方としては，薄く全身を保湿したのち，病変部にⅣ群ステロイド外用薬(単剤)を塗布する．乳児はよく動くため，やはり軟膏基剤による保湿・保護が必須である．処方薬としては，どの児にもどの部位にも塗れるプロペト®を用い，これを薄くのばして塗布することで，皮膚の

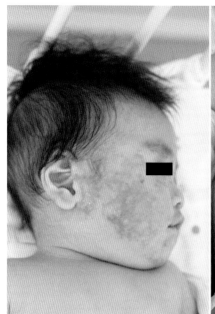
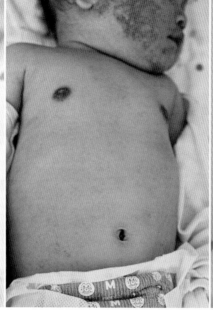
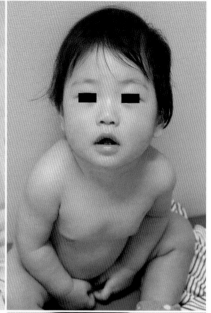

a b c
d

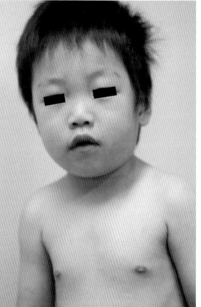

図 5.
乳児湿疹．セレスタミン® 投与に伴う医原性 Cushing 症候群と診断された児
生後 3 か月を過ぎてから皮疹が出現し，近医小児科で自家感作性皮膚炎と診断
され，セレスタミン® を投与された．その後，近医皮膚科を受診したが，引き
続いてセレスタミン® を処方され内服していたという．当科初診時，顔面には
著明な紅斑をびまん性に認めたが，それ以外は両乳頭部の nipple dermatitis を
除き顕著な湿疹はみられなかった．顔は床によく擦りつけていたという．当院
でセレスタミン® を中止し，プロペト® による保湿とロコイド® 軟膏の外用で皮
疹は容易に軽快して，あとはスキンケアでよい状態が保たれていたが，内分泌
科の通院は半年を要した．
　a，b：初診時（生後 5 か月）
　c：生後 9 か月
　d：1 歳 8 か月

バリア機能を安全に高めることができる（プロペ
ト® をごく少量手に取り，それをよくのばすよう
にして外用すると全くべたつかないので，実際に
塗って保護者に使用感を確認してもらっている）．
そして保湿後，ステロイド外用薬を十分に塗布す
ることで，病変部に高い有効性を発揮する．ステ
ロイドの内服は不要である（図 5）．

4．問題例と対応

　診断は正しいのに湿疹が治らない場合，おおよ
そ以下の 3 つに問題が集約されるようだ．

a）通院の問題

　保護者が指示通りに児を連れて来院しない，保
護者の自己判断で外用を行い，薬が足りなくなっ
て（少ししか外用ができず），皮疹が増悪してから
やっと来院するパターンを繰り返すなど．

b）外用療法の問題

　皮疹に外用薬が見合っていない，外用量が不足
している，保護者がステロイド恐怖症で十分な量
を塗れていないなど．

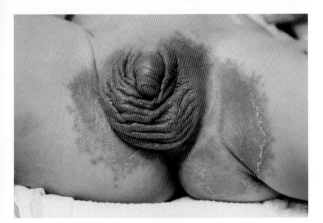

図 6. 乳児寄生菌性紅斑（文献 7 より転載）

c）日常生活上の問題

入浴時に外用薬を取り除こうと大量の石鹸で擦り過ぎ皮膚が極度に乾燥してしまっている. 逆に何日も洗わないでいるなど.

皮膚科医は, 皮疹をみれば「これでは■■軟膏を1本も使っていないだろう」とか, 「こちらの指示通り外用すれば, 来週にはこれくらいの皮疹になっているだろう」などということが予見できる. 皮疹をみて判断できるので, あとは保護者の意識が変わるように説明を工夫する. たいていは「子どものためなら」と言ってご理解いただける.

また, 見た目はきれいと言われても, 服を脱いだ途端に児が掻き始めるような皮膚は, 皮膚科医がみれば軽微ながらも紅斑を呈していることがわかる. 保護者には「ポリポリ掻いているところには, まだステロイド外用薬が必要」と説明しなければならない.

具体的な外用の説明や指示を行うのは医師であり, 皮疹が治っているかを再診時に保護者と医師がともに確認する[5]. 塗り方を再確認し, アドヒアランスを高めるため, とりわけ初診の次の再診日は約1週間後に設定するのが望ましい[6]. そして再度, 次回の来院までの塗り方を医師が説明し, 繰り返すことで適切な外用方法が保護者にも伝わっていく. 医師が指示するので, 保護者がステロイド外用薬の漸減に困ることもない. 実際に医師が外用処置を行って, 保護者に見せることも大切である.

5．マネジメントのコツ

この時期の保護者は, とりわけ初めての子育てであると, 湿疹も心配だが, ほかの様々なこと（離乳食, 予防接種, 日焼け, 感染症, そのほか躾から保育園・幼稚園のこと, 母親の仕事のことなど）にも心配事を抱えている場合が珍しくない. まず皮疹を改善させてから, 湿疹についてはおおよそこのような見通しになる. 離乳食もこのように進んでいく（離乳食の進め方は遅らせる必要はなく, 通常通りでよい. 新しい食材を試すときは体調のよいときに少量ずつ, といった他児と何ら変わりない内容である）, 夏の到来を前にあせもやその対処法などを話しておく, 幼児になるとこのように成長していく, そのほか上気道炎など感染に付随する急性蕁麻疹や, 保護者の質問が多い遮光についてなど……乳児が今後一通り経験するであろうイベントに応じて, あるいはその出来事が生じる前に, 保護者の性格や理解の程度に合わせて少しずつお話をしていく. 将来の見通しを会話の中に織り交ぜながら診療を行うと, 保護者の心にゆとりが生まれてくるように感じる. 保護者が明るい気持ちになって診察室を出ていけるよう, 話し方や対応にも気を配る.

乳児寄生菌性紅斑

おむつ部の皮膚にカンジダが病的に増殖した状態で（図6）[7], ステロイド外用薬を使用している例での発症が多い. 通常, 乳児のおむつ部にステロイド外用薬を用いる必要はなく, おむつ皮膚炎もステロイド外用薬を使わず治療できる[1]. 乳児寄生菌性紅斑では, 膜様の鱗屑を伴う小膿疱や小水疱, 紅斑がみられ, ときに小さなびらんを認めることもある. 抗真菌薬の外用で皮疹は消失する.

おわりに

皮疹が改善すると誰の目にもわかるので, 保護者も心から喜び, 一層皮膚科医に信頼を寄せてくださるようになる. それが湿疹であれば, 保護者がアトピービジネスや民間療法に固執することも

なくなり，乳児期からの血液検査も不要である．ADの皮疹が改善すると，保護者の食物アレルギーへの不安が減少したとの報告もある[8]．

シクロスポリンやデュピルマブなどの全身療法が必要なほど炎症が遷延した成人ADに至らないよう未然に防ぐ方法は，湿疹病変が出現したときに早く，また低年齢のうちに適切な外用療法で改善させ，乳児〜幼少期からいつも「よい状態の皮膚」を維持することにかかっていると筆者は考えている．「常にどこかを引っ掻いている」という子どもたちがいなくなることを目指して診療を続けている．

文　献

1) 定平知江子：おむつ皮膚炎の治療と予防．今日の小児治療指針 第17版（水口　雅ほか編），医学書院，pp. 801-803，2020.
2) 定平知江子：【小児疾患診療のための病態生理3 改訂第5版】境界領域疾患 あせも．小児内科，**48**（増刊）：1155-1158，2016.
3) 定平知江子：XIX 皮膚付属器病変 3. 汗疹．皮膚疾患最新の治療 2019-2020（古川福実ほか編），南江堂，p. 253，2019.
4) 五十嵐敦之：【乳幼児健診─診察のポイント＆保護者の疑問・相談にこたえる】乳児期の湿疹─乳児脂漏性皮膚炎を中心に．小児科，**58**：1029-1033，2017.
5) 窪田泰夫：【実地内科医を訪れる他科の疾患の日常診療と対処法─その1（小児科・精神科・皮膚科・整形外科）して良いことと，してはいけないこと】皮膚外用薬の使いかた．*Medical Practice*，**32**：1335-1338，2015.
6) Krejci-Manwaring J, Tusa MG, Carroll C, et al：Stealth monitoring of adherence to topical medication：adherence is very poor in children with atopic dermatitis. *J Am Acad Dermatol*, **56**：211-216, 2007.
7) 御代川滋子，定平知江子：case 21 おむつ皮膚炎がひどいんです─臀部の真菌感染．見逃してはいけない！　小児看護の落とし穴（東京都立小児総合医療センター看護部編），医学書院，pp. 140-143，2020.
8) Thompson MM, Hanifin JM：Effective therapy of childhood atopic dermatitis allays food allergy concerns. *J Am Acad Dermatol*, **53**：S214-S219, 2005.

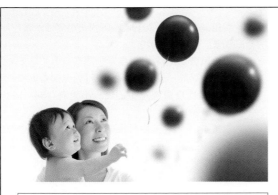

〔使用上の注意〕

1. 慎重投与（次の患者には慎重に投与すること） (1)心不全の患者［心機能を抑制し、症状が悪化するおそれがある。］(2)徐脈の患者［徐脈が悪化するおそれがある。］(3)房室ブロック（Ⅰ度）のある患者［房室伝導時間が延長し、房室ブロックが悪化するおそれがある。］(4)低血圧の患者［低血圧が悪化するおそれがある。］(5)重篤な肝、腎機能障害のある患者［薬物の代謝・排泄が影響をうける可能性がある。］(6)潰瘍を伴う乳児血管腫の患者［高カリウム血症が報告されている。（「重大な副作用」の項参照）］(7)出生後5週未満の患者（「小児等への投与」の項参照）(8)PHACE症候群の患者［血圧低下や血流量低下により、脳卒中のリスクを高める可能性がある。］

2. 重要な基本的注意 (1)初回投与時及び増量時は、小児科医との連携のもと、心拍数、血圧、呼吸状態、血糖値等を少なくとも投与2時間後まで1時間毎に確認すること。(2)患者が薬剤を吐き出した場合でも追加投与はしないこと。(3)急性の気管支・肺の異常、呼吸困難及び喘鳴を伴う下気道感染が認められた場合は投与しないこと。(4)本剤は低血糖から回復するためのカテコールアミンの作用を抑制する可能性及び、低血糖の症状（頻脈、振戦等）をマスクする可能性があるので注意すること。特に、食事をしていない又は嘔吐した場合は低血糖を悪化させやすいので投与しないこと（＜用法・用量に関連する使用上の注意＞の項参照）。(5) 反射性頻脈が減弱し、低血圧のリスクが高くなるため、全身麻酔薬を使用する処置が予定されている場合は、処置の少なくとも48時間前に本剤の投与を中止すること。(6)本剤による治療にあたっては経過を十分観察し、投与開始24週間を目安に有効性を評価し、本剤による治療継続の必要性を検討すること（「臨床成績」の項参照）。

3. 相互作用 本剤は、主として肝代謝酵素CYP2D6、CYP1A2、CYP2C19によって代謝される。**併用注意**（併用に注意すること）交感神経系に対し抑制的に作用する他の薬剤：レセルピン・β遮断剤（チモロール等の点眼剤を含む）等、血糖降下剤：インスリン・トルブタミド・アセトヘキサミド等、カルシウム拮抗剤：ベラパミル・ジルチアゼム・ニフェジピン等、クロニジン、クラスⅠ抗不整脈剤：ジソピラミド・プロカインアミド・アジマリン等、クラスⅢ抗不整脈剤：アミオダロン等、交感神経刺激剤：アドレナリン等、麻酔剤：セボフルラン等、リドカイン、ジギタリス製剤、シメチジン、クロルプロマジン、ヒドララジン、非ステロイド性抗炎症剤：インドメタシン等、リファンピシン、キニジン・プロパフェノン、ワルファリン、コレスチラミン、副腎皮質ホルモン剤：プレドニゾロン

4. 副作用 国内臨床試験において、総症例32例中10例（31.3%）に副作用が認められた。主な副作用は、下痢4例（12.5%）、AST増加2例（6.3%）、ALT増加2例（6.3%）、拡張期血圧低下2例（6.3%）、収縮期血圧低下2例（6.3%）であった。海外臨床試験において、安全性評価症例435例中166例（38.2%）に副作用が認められた。主な副作用は、末梢冷感32例（7.4%）、下痢23例（5.3%）、中期不眠症22例（5.1%）、睡眠障害22例（5.1%）、悪夢20例（4.6%）等であった。（承認時）
(1) **重大な副作用** 1) 低血圧（0.9%）、徐脈（0.5%）、**房室ブロック**（0.2%）：低血圧、徐脈、房室ブロックがあらわれることがあるので、異常が認められた場合には、中止するなど適切な処置を行うこと。 2) 低血糖（0.5%）：低血糖があらわれることがある。痙攣、意識障害（意識混濁、昏睡）をきたした例も報告されていることから、異常が認められた場合には、中止するなど適切な処置を行うこと。 3) 気管支痙攣（0.2%）：気管支痙攣、気管支反応性亢進（喘鳴、咳嗽や発熱を伴う気管支炎及び細気管支炎等の気道感染症の悪化）があらわれることがあるので、異常が認められた場合には、中止するなど適切な処置を行うこと。 4) 高カリウム血症（頻度不明[注]）：本剤により乳児血管腫の細胞が崩壊し、高カリウム血症があらわれることがあるので、異常が認められた場合には、中止するなど適切な処置を行うこと。 5) 無顆粒球症（頻度不明[注]）：無顆粒球症があらわれることがあるので、異常が認められた場合には、中止するなど適切な処置を行うこと。
注）：文献報告のため頻度不明
【承認条件】 医薬品リスク管理計画を策定の上、適切に実施すること。

■その他の使用上の注意については
　添付文書をご参照ください。
〔 資料請求先・製品情報に関するお問い合わせ先 〕
マルホ株式会社 製品情報センター TEL 0120-12-2834

〔禁忌（次の患者には投与しないこと）〕

(1) 本剤の成分に対し過敏症の既往歴のある患者
(2) 気管支喘息、気管支痙攣のおそれのある患者［気管支を収縮し、喘息症状が誘発又は悪化するおそれがある。］
(3) 低血糖の患者［本剤は低血糖を悪化させやすく、その症状をマスクし、発見を遅らせる危険性がある。］
(4) 重度の徐脈、房室ブロック（Ⅱ、Ⅲ度）、洞房ブロック、洞不全症候群のある患者［これらの症状が悪化するおそれがある。］
(5) 心原性ショックの患者［心機能を抑制し、症状が悪化するおそれがある。］
(6) コントロール不良の心不全のある患者［心機能を抑制し、症状が悪化するおそれがある。］
(7) 重度の低血圧症の患者［心機能を抑制し、症状が悪化するおそれがある。］
(8) 重度の末梢循環障害のある患者（レイノー症候群、壊疽等）［症状が悪化するおそれがある。］
(9) 褐色細胞腫の患者［血圧が急激に上昇するおそれがある。］
(10) 異型狭心症の患者［症状が悪化するおそれがある。］

〔効能・効果〕乳児血管腫

＜効能・効果に関連する使用上の注意＞
(1) 本剤についての十分な知識と乳児血管腫の治療経験を持つ医師が、本剤の有益性が危険性を上回ると判断した場合にのみ投与すること。
(2) 原則として、全身治療が必要な増殖期の乳児血管腫に使用すること。

〔用法・用量〕 通常、プロプラノロールとして1日1mg/kg～3mg/kgを2回に分け空腹時を避けて経口投与する。投与は1日1mg/kgから開始し、2日以上の間隔をあけて1mg/kgずつ増量し1日3mg/kgで維持するが、患者の状態に応じて適宜減量する。

＜用法・用量に関連する使用上の注意＞
(1) 右記の表を参考に、1日投与量を2回に分け、9時間以上あけて投与すること。また、患者の体重に応じ、投与量を調整すること。
(2) 低血糖を起こすおそれがあるため、空腹時の投与を避け、授乳中・食事中又は直後に投与すること。食事を十分に摂取していない、又は嘔吐している場合は投与しないこと。

〈参考〉製剤としての1日投与量：1日2回分割投与

		プロプラノロールとしての1日投与量		
		1mg/kg	2mg/kg	3mg/kg
体重	2kg	0.5 mL	1.1 mL	1.6 mL
	3kg	0.8 mL	1.6 mL	2.4 mL
	4kg	1.1 mL	2.1 mL	3.2 mL
	5kg	1.3 mL	2.7 mL	4.0 mL
	6kg	1.6 mL	3.2 mL	4.8 mL
	7kg	1.9 mL	3.7 mL	5.6 mL
	8kg	2.1 mL	4.3 mL	6.4 mL
	9kg	2.4 mL	4.8 mL	7.2 mL
	10kg	2.7 mL	5.3 mL	8.0 mL

劇薬 処方箋医薬品※
乳児血管腫治療剤

薬価基準収載

乳児血管腫診療に関する
ポータルサイト

● ●・・・・・ **ヘマンジオル®シロップ** 小児用**0.375%**
Hemangiol® Syrup for Pediatric：プロプラノロール塩酸塩 シロップ
※注意―医師等の処方箋により使用すること

®：ピエール ファーブル ダーマトロジーの登録商標

製造販売 マルホ株式会社
〔資料請求先〕
大阪市北区中津1-5-22 〒531-0071
http://www.maruho.co.jp/

提携 Pierre Fabre
DERMATOLOGIE
ピエール ファーブル ダーマトロジー（フランス）

（2019.7作成）

MB Derma, 308：17-24, 2021.

◆特集／完全攻略！新生児・乳児の皮膚マネジメントマニュアル

新生児の血管腫・脈管奇形

工藤恭子*

Key words：乳児血管腫(infantile hemangioma)，先天性血管腫(congenital hemangioma)，rapidly involuting congenital hemangioma(RICH)，新生児血管腫症(neonatal hemangiomatosis)，毛細血管奇形(capillary malformation)，Sturge-Weber 症候群(Sturge-Weber syndrome)，Klippel-Trenaunay 症候群(Klippel-Trenaunay syndrome)，色素血管母斑症(phakomatosis pigmentovascularis)，静脈奇形(vascular malformation)

Abstract 従来から使用されていた「血管腫」のなかには，血管腫と脈管奇形が混在していた．ISSVA 分類 2014 でわかりやすくまとめられ，充実性病変であれば腫瘍，充実性病変でなければ脈管奇形と分類される．早期からのレーザー治療が普及しつつあり，また乳児血管腫に対するβブロッカー内服治療が保険適用となったこともあり，新生児期に皮膚科へ相談を受けることも多くなった．一方，予測される経過や合併症，治療時期やその反応は疾患によって様々であり，患児にとって最適なタイミングで治療を選択できるよう，正確な診断をつけて経過をみていく必要がある．安易に「消える」ということは控えなければならない．「血管腫・血管奇形・リンパ管奇形ガイドライン 2017」を参考に鑑別のポイントを解説した．

2014 年に，脈管病変の国際分類である ISSVA (The International Society for the Study of Vascular Anomalies)分類が大きく改訂された[1]．疾患の性質上，これまで診療科が多岐にわたり混乱していた病名が，わかりやすく整理された．ISSVA 分類では，脈管細胞の増殖を伴う脈管性腫瘍と，細胞の増殖を伴わない形態異常である脈管奇形に分類される．従来の分類とのおおまかな違いを表 1 に示す[2]．

新生児期に脈管病変をみた場合，1 つの基準として，ある程度硬さがあるものを血管腫，軟らかいものを脈管奇形，と判断するようにしている．ただし乳児血管腫や先天性血管腫の一部では，経過をみていくと硬さが徐々に取れてくることに留意する．ガイドラインのフローチャート[2]では，

充実性病変であれば腫瘍，充実性病変でなければ脈管奇形とされる．経過を理解するのに最もわかりやすいのが図 1 である[3][4]．胎生期に増大しピークを迎えたものを先天性血管腫，生下時あるいは生後 2 週間程度で生じ，徐々に増大して 6 か月〜1 歳過ぎの間にピークがくるものを乳児血管腫，胎生期から徐々に増大し，生後も数十年かけてゆっくり増大するものを脈管奇形と分類できる．そのため，ある一時点の診察だけで判断できないこともあると認識しておく必要がある．

新生児期にみられる血管腫

1．乳児血管腫(infantile hemangioma)（図 2）

苺状血管腫と同義で，良性の血管性腫瘍(vascular tumor)である．乳幼児に高い頻度でみられ，日本人での発症率は 0.8〜1.7％とされている．病因はいまだ不明であるが，早期産児・低出生体重児に多く，大部分は孤発例であるが，家族

* Kyoko KUDO，〒813-0017 福岡市東区香椎照葉 5-1-1 地方独立行政法人福岡市立病院機構福岡市立こども病院皮膚科，科長

表 1. ISSVA 分類 2014 と従来の分類の比較（文献 2 から改変）

従来の分類	ISSVA 分類 2014
	血管性腫瘍（vascular tumor）
苺状血管腫（strawberry hemangioma）	乳児血管腫（infantile hemangioma）
	先天性血管腫（congenital hemangioma）
	血管奇形（vascular malformation）
単純性血管腫（hemangioma simplex）	毛細血管奇形（capillary malformation）
毛細血管拡張症（teleangiectasia）	
ポートワイン斑（portwine stain）	
リンパ管腫（lymphangioma, cystic hygroma）	リンパ管奇形（lymphatic malformation）
海綿状血管腫（cavernous hemangioma）	静脈奇形（venous malformation）
静脈性血管腫（venous hemangioma）	
筋肉内血管腫（intramuscular hemangioma）	
滑膜血管腫（synovial hemangioma）	
動静脈血管腫（arterovenous hemangioma）	動静脈奇形（arteriovenous malformation）

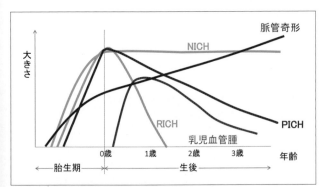

図 1. 血管腫・血管奇形の経過（文献 3, 4 から改変）
*先天性血管腫（RICH：rapidly involuting congenital hemangioma, NICH：non-involuting congenital hemangioma, PICH：partialy involuting congenital hemangioma）
**血管奇形（毛細血管奇形, リンパ管奇形, 静脈奇形, 動静脈奇形を含む）

歴が一親等に存在する場合は発生率が 2 倍程度に上昇するとの報告もある．発生部位は頭頸部 60％，体幹 25％，四肢 5％と，頭頸部に多い[2]．増殖期における腫瘍細胞は, glucose transporter-1（GLUT-1）陽性である．

a）分類

日本では，局面型・腫瘤型・皮下型とそれらの混合型という分類が頻用されている．なお欧米では，表在型（superficial type）・深在型（deep type）および混合型（mixed type）という臨床分類が一般的である．

b）経過

生下時には存在しないか，あるいは小さな前駆病変のみ存在し，その後 2 週間程度で病変が顕在化する．生後 2〜3 か月で急激に増大し，生後 5 か月ごろにはピーク時のおよそ 9 割の大きさになると考えられる．およそ生後半年〜1 歳の間にピークを迎え，その後退縮する，特徴的な経過を示す．7 歳ごろまでに局面型では自然消退することが多い．一方，腫瘤型では瘢痕や皺，たるみを残すことが多い．

c）治療

レーザー治療は広く行われており，乳児血管腫表面の紅斑を早期に改善する効果がある．生後 2〜3 か月以内に開始できれば，ピーク時の大きさを小さくとどめる効果も期待できる．一方で 595 nm の波長のレーザー光線は深さ 1 mm までしか到達しないため[5]，増大しつつある腫瘤型に対する効果は期待できない．プロプラノロール内服治療がフランスで報告[6]されて以来，本邦でも 2016 年 9 月にヘマンジオル®シロップが保険承認され，その有効性の高さと安全性から，早期治療の必要な乳児血管腫に対する第一選択薬となっている．副作用（特に低血糖）に留意し，修正週数で出生後 5 週以降からの開始を目安とする[7]．万が一，生命

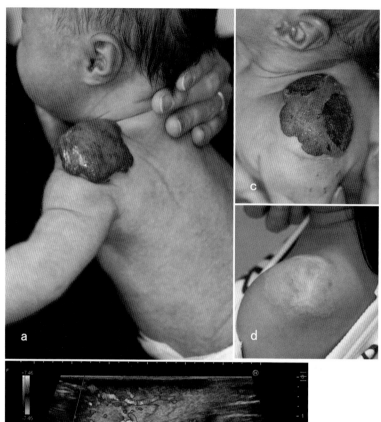

図 2.
乳児血管腫（腫瘤型）
　a：月齢2. ヘマンジオル®導入時
　b：超音波検査. カラードプラ所見では,
　　血流が豊富にみられた.
　c：月齢5. 一部潰瘍化した.
　d：2歳時. 萎縮性瘢痕あり.

や機能を脅かす合併症を伴う場合は，効果が得られる最低用量で慎重に投与すべきである．治療後に残った淡い紅斑に対して，レーザー治療を併用することも有効である．

2. 先天性血管腫（congenital hemangioma）

乳児血管腫と鑑別を要する稀な先天性血管腫である rapidly involuting congenital hemangioma（RICH, リッシュ）は，出生時に既に腫瘤が完成しており，その後，乳児血管腫より急速に早期退縮する（図3）．一方，non-involuting congenital hemangioma（NICH, ニッシュ）は同じく先天性に生じるが，自然退縮せず，周囲に貧血斑（halo）を伴う．熱感があり，動脈性の拍動も触知され

る[8]．Partially involuting congenital hemangioma（PICH, ピッシュ）は退縮が部分的である．これら先天性血管腫では GLUT-1 は陰性である．

3. 新生児血管腫症（neonatal hemangiomatosis）

良性新生児血管腫症（benign neonatal hemangiomatosis；BNH）は皮膚に乳児血管腫が多発する疾患で，新生児期に稀にみられ，その予後は良好である．肝血管腫など皮膚以外の他臓器病変を伴うものをびまん性新生児血管腫症（diffuse neonatal hemangiomatosis；DNH）と呼び，うっ血性心不全など生命にかかわることがある（図4）．近年はプロプラノロール投与での治療が主流である[9]．

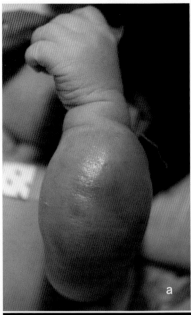
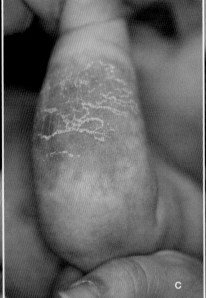
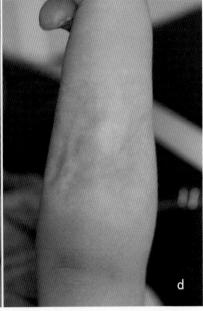

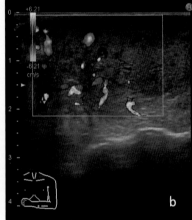

図 3.
先天性血管腫(RICH)
　a：日齢0. 前腕に弾性硬の青く透見される腫瘤があり，拍動は
　　触知しなかった.
　b：超音波検査. カラードプラ所見
　c：未治療で月齢1にはほぼ平坦化し，周囲に NICH 様の halo
　　がみられた.
　d：2歳時. 皮下脂肪織の萎縮を伴う瘢痕を残す.

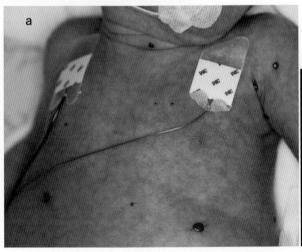
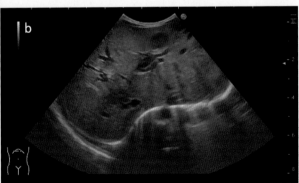

図 4. 新生児血管腫症
a：皮膚の多発する乳児血管腫. 全身で98か所あり.
b：肝に多数(20 mm 以下)の血管腫が多発し，右葉には門脈肝静脈シャントもあり，心不全を呈していた.
　月齢1(修正 36 週)でヘマンジオル® 0.6 mg/kg を開始した.

表 2. 血管腫・脈管奇形に関連する症候群（文献 2 から改変）

脈管性腫瘍	脈管奇形	
乳児血管腫	低流速	高流速
PHACE syndrome	スタージ・ウェーバー症候群	パークスウェーバー症候群
	クリッペル・トレノネー症候群	オスラー病
PELVIS/SACRAL/LUM-BAR syndromes	プロテウス症候群	（遺伝性出血性末梢血管拡張症）
	CLOVE（S）syndrome	Capillary malformation–Arteriovenous malformation syndrome
	先天性血管拡張性大理石様皮斑	カウデン病
	Adams–Oliver syndrome	Wyburn–Mason syndrome または Cobb syndrome
	青色ゴムまり様母斑症候群	エーラス・ダンロス症候群（血管型）
	（Bean syndrome）	
	ゴーハム病	
	Macrocephaly/megalencephaly–capillary malformation または Megalencephaly–capillary malformation-polymicrogyria syndrome	

新生児期にみられる血管奇形

1．毛細血管奇形（capillary malformation；CM）

発生頻度は 1,000 出生に 3 程度（新生児の約 0.3％）にみられ，単純性血管腫，ポートワイン母斑と同義語である．皮膚・粘膜毛細血管のネットワークにおける低流速性で活動性のない血管拡張性の病変である[2]．病因は胎生期における血管発生時期のエラーであると考えられているが，詳細は不明である．

a）経　過

一生を通じて成長に比例して面積を拡大するが，色調が自然に消退することはほとんどない．ただし，顔面正中近傍に存在するサーモンパッチ，項部のウンナ母斑のなかには自然消退するものもあり，眼瞼部のサーモンパッチにおいてその傾向が強い．成長につれて徐々に皮下組織の過形成により肥厚や組織肥大を生じ得る．敷石様の外観を呈したり，軟腫瘤を形成したり，病変直下の軟部組織や骨の過形成をきたすこともある[2]．40 歳以上では 68％に肥大がみられるという報告もある[10]．

b）治　療

治療の第一選択はパルス可変式の色素レーザー（pulsed dye laser；PDL）である[11]．PDL 治療によ

り，概して良好な色調の改善が得られ，治療開始年齢が早いほど有効率が高いとされる[12]．生後 1 か月ごろからの早期照射開始を勧めたい．部位によっては治療効果に差があり，また色調が再燃してくることもあるため，長期的な治療となる旨を保護者へ伝えておく．広範囲にある場合や眼周囲の場合は，全身麻酔下での照射も検討する．肥大した病変ではレーザーの効果は乏しく，外科的治療（切除・再建）を行うこともある．

2．毛細血管奇形を合併する症候群

血管腫・脈管奇形において，それぞれ関連する症候群を表 2 に示す．これらのうち代表的なものを以下に記す．疾患によっては，重症例で指定難病や小児慢性特定疾病の手続きを踏むことで，医療費助成の対象となり得る．

a）Sturge-Weber 症候群（スタージ・ウェーバー症候群）

毛細血管奇形が顔面の三叉神経分枝領域に存在し，同側眼球の緑内障（眼の脈絡膜の血管奇形）や，同側の頭蓋内病変（脳軟髄膜の血管奇形）を合併する神経皮膚症候群の 1 つである．中枢神経病変の検出に脳 MRI が有用である．発症頻度は 23 万人に 1 例と推定され，GNAQ 遺伝子の変異が関わっていると指摘されている[13]．1 歳までに 80％の患者で痙攣を発症し，痙攣により顔面の毛細血管奇形と反対側の躯幹部に半身麻痺，萎縮を生じ

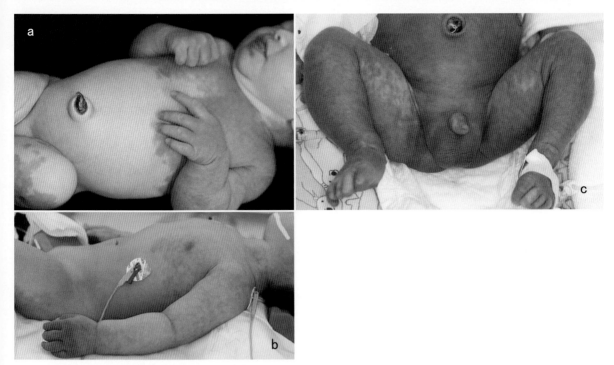

図 5. Klippel-Trenaunay 症候群

a：日齢6. 毛細血管奇形が両上肢，前胸部，右下肢にあり，左上肢と左下肢の肥大が軽度みられた.
b：aの1歳時で，全麻レーザー2回照射後. 紅斑は淡くなっているが，左上肢の肥大はあり，弾性着衣を着用している.
c：日齢2. 全身の広範囲に毛細血管奇形がみられ，右下肢は既に肥大あり.

うる．精神発達遅滞が約半数にみられる[2]．近年では，三叉神経支配領域というよりも顔面の血管分布に一致するという意見もある[14]．顔面，特に前額に毛細血管奇形がある場合には，スクリーニング検査として眼科受診，造影MRI検査を検討する.

b）Klippel-Trenaunay 症候群（KTS，クリッペル・トレノネー症候群）

静脈奇形・リンパ管奇形などを合併し，患肢の骨軟部組織の肥大を伴う複合型の脈管奇形である[2]．孤発性に発症し，正確な頻度は不明である．地図状の毛細血管奇形，先天性静脈瘤・深部静脈形成不全，患肢の骨軟部組織の肥大を三徴とする[15]．75%以上の症例では片側の下肢であるが，ときに上肢や両側性にみられるものもある（図5）.

根本的な治療はないが，毛細血管奇形に対して早期からレーザー治療を開始する．脚長差が2cm以内であれば，踵用インソールの使用も効果的である．成長に伴う肥大については，弾性ストッキングや弾性着衣など圧迫療法が重要である.

c）色素血管母斑症（phakomatosis pigmento-vascularis；PPV）

皮膚の広範囲にわたる毛細血管奇形と色素性病変を併発する疾患である．色素病変には，メラニン系の青色斑や表皮系の褐色斑が含まれる．混在するあざの種類によりⅠ～Ⅳ型に分類され，さらに皮膚だけに限局するものをa型，皮膚外病変を伴うb型とする．長谷川の分類[16]がしばしば使われる（図6）．Ⅱa型やⅡb型（毛細血管奇形＋青色斑）が多いとされる．本疾患に合併する全身症状としては，軟部組織や脈管の異常（KTS，Sturge-Weber症候群，四肢の肥大や短縮，リンパ管奇形など），緑内障，外表奇形，頭蓋癒合症，巨脳症，小頭症，精神発達遅滞，内分泌障害などがある[17]．広範囲に存在するため，それぞれの疾患のレーザー治療を早期から行う.

3．静脈奇形（vascular malformation；VM）

従来の「海綿状血管腫」と同義である．胎生期における脈管形成の過程で，血管内皮細胞の低形成

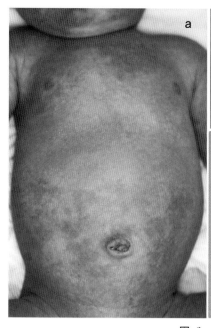
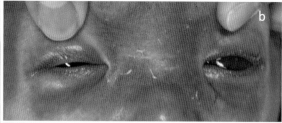

色素血管母斑症の分類

Ⅰ型　単純性血管腫+疣状色素性母斑

Ⅱ型　単純性血管腫+青色斑

Ⅲ型　単純性血管腫+扁平母斑

Ⅳ型　単純性血管腫+青色斑+扁平母斑

a：皮膚限局例，b：全身疾患合併例

図 6. 色素血管母斑症Ⅱa型
a：日齢17. 全身に毛細血管奇形と青色斑が混在していた.
b：先天性緑内障を合併していた.

などで静脈成分が拡張し，海綿状または囊胞状に拡張した静脈腔を有する[2)]．発生原因として病変部血管でのPIK3CAおよびその上流のTEK（Tie2遺伝子）の活性化変異が近年明らかとなった[18)]．表在性のものは青紫色の外観を呈する．深在性のものは皮膚の色調には変化がなく，隆起性病変の場合には，触診上は弾性軟であり，挙上や用手圧迫にて縮小する[2)]．乳児血管腫皮下型やリンパ管奇形との鑑別が困難なことが多く，新生児期・乳児期に診断がつく可能性は低い．若年時は比較的無症状に経過することも多いが自然消退はなく，成長に伴って症状が進行し，巨大病変や多発病変，患肢の肥大や変形，萎縮，骨溶解などによる運動機能障害も生じ得る．画像検査には超音波検査やMRIが有用である．長期で経過をみる必要があり，増大時には硬化療法や外科的治療を検討する.

文　献

1) Wassef M, Blei F, Adams D, et al：Vascular Anomalies Classification：Recommendations From the International Society for the Study of Vascular Anomalies. *Pediatrics*, **136**：e203-e214, 2015.

2) 難治性血管腫・血管奇形・リンパ管腫・リンパ管腫症および関連疾患についての調査研究班：血管腫・血管奇形・リンパ管奇形診療ガイドライン 2017.

3) 佐々木　了：血管腫・血管奇形の国際分類，診断基準．第4回血管腫・血管奇形講習会テキスト, 2012.

4) Mulliken JB, Enjolras O：Congenital hemangiomas and infantile hemangioma：missing links. *J Am Acad Dermatol*, **50**(6)：875-882, 2004.

5) Kelly KM, Choi B, McFarlane S, et al：Description and analysis of treatments for port-wine stain birthmarks. *Arch Facial Plast Surg*, **7**(5)：287-294, 2005.

6) Léauté-Labrèze C, Dumas de la Roque E, Hubiche T, et al：Propranolol for severe hemangiomas of infancy. *N Engl J Med*, **358**(24)：2649-2651, 2008.

7) マルホ株式会社：ヘマンジオルシロップ小児用 0.375％適正使用ガイド，2018.

8) 大原國章：【新・皮膚科セミナリウム 血管腫の診断と治療のトピックス】血管腫，各病型の示説．日皮会誌, **129**(4)：505-517, 2019.

9) Matsuura T, Kadono T, Koizumi H, et al：Successful propranolol treatment for diffuse neona-

tal hemangiomatosis. *J Dermatol*, **44**(6)：e142-e143, 2017.

10) van Drooge AM, Beek JF, van der Veen JP, et al：Hypertrophy in port-wine stains：prevalence and patient characteristics in a large patient cohort. *J Am Acad Dermatol*, **67**(6)：1214-1219, 2012.

11) 河野太郎，櫻井裕之：【血管奇形の治療戦略】毛細血管奇形のレーザー治療　治療抵抗例の治療戦略．形成外科，**52**(10)：1153-1159，2009.

12) 小栗章子，小田真喜子，横尾和久：レーザー照射開始年齢が単純性血管腫の治療効果に及ぼす影響．日形会誌，**29**(7)：407-411，2009.

13) Shirley MD, Tang H, Gallione CJ, et al：Sturge-Weber syndrome and port-wine stains caused by somatic mutation in GNAQ. *N Engl J Med*, **368**：1971-1979, 2013.

14) 定平知江子：スタージ・ウェーバー症候群. *Brain Nerve*, **71**(4)：384-389，2019.

15) Redondo P, Aguado L, Martínez-Cuesta A：Diagnosis and management of extensive vascular malformations of the lower limb：part Ⅰ. Clinical diagnosis. *J Am Acad Dermatol*, **65**：893-906, 2011.

16) Hasegawa Y, Yasuhara M：Phakomatosis pigmentovascularis type Ⅳa. *Arch Dermatol*, **121**：651-655, 1985.

17) 山岸敬子：大頭症と Sturge-Weber 症候群を伴った色素血管母斑症の1例．臨皮，**48**(8)：693-695，1994.

18) Castel P, Carmona FJ, Grego-Bessa J, et al：Somatic PIK3CA mutations as a driver of sporadic venous malformations. *Sci Transl Med*, **8**：332ra42, 2016.

MB Derma, 308：25-33, 2021.

◆特集／完全攻略！新生児・乳児の皮膚マネジメントマニュアル

新生児の色素斑・色素系疾患

吉田亜希*

Key words：太田母斑(nevus of Ota)，蒙古斑(mongolian spot)，扁平母斑(nevus spilus)，色素性母斑(pigmented nevus)，青色母斑(blue nevus)，神経皮膚黒色症(neurocutaneous melanosis)，Q スイッチレーザー(Q switched laser)

Abstract　出生時あるいは生後早期よりみられる青あざ，茶あざ，黒あざについて述べる．太田母斑，異所性蒙古斑は真皮メラノサイトが増生する良性疾患で，早期からのレーザー治療が有効である．異所性蒙古斑は自然消退する場合もあり，治療の適応は症例により異なる．扁平母斑は淡い褐色斑で自然消退しない．レーザーの有効性は低いが，奏効する例もあり試験照射で適応を検討する．多発例は神経線維腫症 1 型に合併し，本邦ではカフェオレ斑と呼び区別される．色素性母斑は発症部位，大きさにより治療方針が異なる．大型から巨大，稀に中型の色素性母斑は悪性黒色腫発症のリスクがある．衛星病巣を伴う巨大色素性母斑は神経メラノーシスを伴う神経皮膚黒色症の可能性がある．神経症状がみられる場合は積極的な治療介入が必要である．外科的切除は整容面と悪性化のリスク軽減目的で行われる．切除困難な場合はレーザーや curettage 法を行うこともある．

はじめに

　新生児・乳児期にみられる皮膚のあざのなかでも，メラノサイトに起因する青，茶，黒あざの臨床症状，経過，マネジメントについて概説する．治療は，いずれもメラノサイトの増生やメラニン沈着がみられる疾患であり，メラノソームをターゲットとする Q スイッチレーザーが治療の選択肢に挙げられる．個々の疾患により，治療の適応，開始時期，治療間隔は異なる．また，悪性化のリスクがある疾患については外科的切除が有用である．整容面，悪性化のリスク軽減の両者を考慮しながら疾患ごとに適切な治療を行う必要がある．

太田母斑

　太田母斑(nevus of Ota)は，三叉神経第 1，2 枝領域にみられる褐青色斑(図 1-a)で自然消退する

ことはない．片側性に生じることが多いが，両側性に生じる場合もある．比較的均一な色調を呈するものや，点状の色素斑が集簇したものもあるが，いずれも境界はやや不明瞭である．また眼球結膜，鼻腔粘膜，口腔粘膜に同様の色素斑を伴う場合もある．発症は東洋人に多く，本邦では 0.1〜0.2％の頻度で発症する．稀に白人にもみられる．性別は 1：5 の割合で女性に多い．発症時期は二峰性で，大部分は出生時より 1 歳ごろまでに発症する早期型であるが，思春期以降に生じる遅発型もある．

　組織は，真皮上層から中層の膠原線維間に紡錘形ないしは樹枝状の真皮メラノサイトが散見される．表皮基底層にメラニン増加がみられる場合もある．

　治療は Q スイッチレーザーが標準治療で，高い有効性を示す(図 1-b)．Q スイッチルビーレーザー，Q スイッチアレキサンドライトレーザーに加え，2020 年には Q スイッチヤグレーザーも保険

* Aki YOSHIDA，〒105-8470 東京都港区虎ノ門 2-2-2　虎の門病院皮膚科

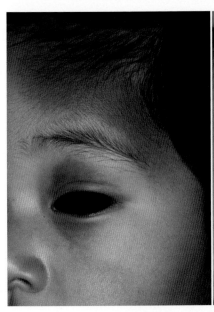
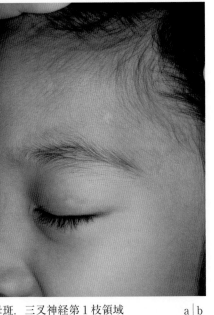
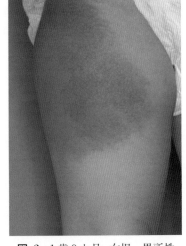

図 1. 2歳, 男児. 太田母斑. 三叉神経第1枝領域　　a|b
　　a：治療前
　　b：Q スイッチレーザー 7 回照射半年後

図 2. 1歳 9 か月, 女児. 異所性
　　蒙古斑. 右大腿部

適用に追加された. 色調にもよるが, 幼小児の場合は通常 3 か月以上間隔をあけ, 5 回程度で改善が得られる. また, 色調の違いは真皮内メラノサイトの深達度の違いであり, 褐色調のものに比べて青色調のものは深部にメラニンがあるため, 治療回数は多くなる. また, 幼少期に治療を開始したほうが成人と比較して少ない回数で効果を得やすい. 治療が奏効しても, 思春期になって再発する例もあるため事前に説明しておくことが望ましい. また, 眼球の色素斑に対しては強膜, 結膜に対する Q スイッチ Nd:YAG レーザーによる治療報告[1]もあるが, いまだ確立した治療法はない.

異所性蒙古斑

　蒙古斑(mongolian spot)は臀部や腰背部に好発する灰青色の色素斑で, 通常は 7 歳ごろまでに自然消退することが多いが, 稀に消退せず成人まで持続性蒙古斑として残存する例もある. 一方, 腰臀部以外の四肢, 体幹に生じた蒙古斑(図 2)は異所性蒙古斑として区別され, 通常の蒙古斑と比較して自然消退しにくい傾向がある. 色調が濃いものや広範囲のもの, 露出部の病変では整容的に問題となるため治療の適応となる. また, 広範囲な

異所性蒙古斑に合併する稀な疾患に, 色素血管母斑症(図 3)やリソソーム蓄積症がある.

　治療は Q スイッチレーザーが用いられる. 太田母斑と同様に Q スイッチルビーレーザー, Q スイッチアレキサンドライトレーザーに加え, 2020年より Q スイッチヤグレーザーが保険適用である. 皮膚が薄く, 面積の小さい幼少期より開始したほうがよい. 太田母斑と比較して, 異所性蒙古斑では一般にレーザーの治療間隔を 6 か月程度あけたほうがよいとされている. 四肢, 体幹では治療後に局所のメラニン量が減少し淡色化される過程が, 顔面より時間を要するためと考えられている[2]. また, 治療間隔が長いほうが少ない治療回数で色調改善に至り, 結果的に総治療期間も短くなるとの報告もある[3].

扁平母斑

　扁平母斑(nevus spilus)は, 出生時あるいは乳幼児期に生じる境界明瞭で色調が均一な茶褐色斑で, 終生不変である. 円形や楕円形, 辺縁が鋸歯状を呈するものなど, 形も大きさも様々で全身のどこにでも生じうる(図 4). 思春期ごろ, ときに発毛を伴って出現する褐色斑はベッカー母斑と称

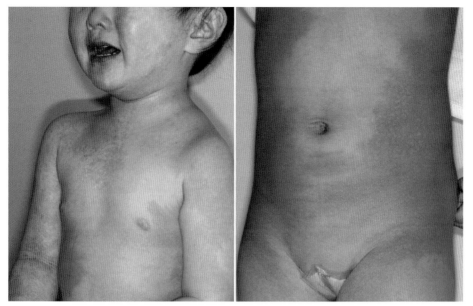

図 3. 3歳. 女児. 色素血管母斑症 2 型
毛細血管奇形と異所性蒙古斑を合併する.

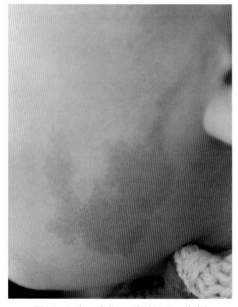

図 4. 1歳. 女児. 扁平母斑. 左頬

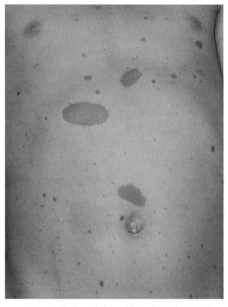

図 5. 5歳半. 女児. 神経線維腫症 1 型
体幹に大小の褐色斑, カフェオレ斑を多発する.

し区別される. また, 褐色斑が 6 個以上みられる場合, 神経線維腫症 1 型(NF1)(図 5)や McCune-Albright 症候群などの一症状である可能性もあり, 本邦ではカフェオレ斑と称し, 扁平母斑と区別される傾向がある. 一方, 欧米では褐色斑内に点状の濃い小色素斑がみられる speckled lentiginous nevus を扁平母斑と同義語として用いるた

め, 本邦と言葉の定義が異なり混乱が生じやすい. 本邦で speckled lentiginous nevus は点状集簇性母斑に相当する. 逆に本邦における扁平母斑やカフェオレ斑は, 欧米ではいずれもカフェオレ斑と呼ばれている.

　組織は表皮基底層にメラニンの増加がみられる. 基本的にはメラノサイトの増生はなく, あっ

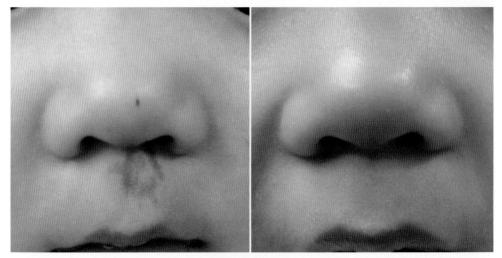

図 6. 扁平母斑

a：6歳，女児．鼻下部に不整形褐色斑あり．

b：Qスイッチルビーレーザー1回照射5か月後

a | b

ても軽度とされている．

　ダーモスコピー所見は淡い褐色を呈する色素性母斑との鑑別に有用で，扁平母斑では無構造あるいは皮野に優位なびまん性の淡い褐色斑を呈するのに対し，色素性母斑は dots や pigment network の存在から除外される．

　治療は，Qスイッチルビーレーザーの保険適用があるが2回を限度とする．有効率は文献により異なるが20〜30%程度と低く，一度消退しても再燃する例は多い．照射後の反応は多彩で，完全消退・色調の軽減がみられる例（図6）もあるが，照射後に色素沈着が生じて治療前より色調が濃くなる例（図7），治療後1〜2か月より毛孔一致性に点状再発がみられる例（図8），数か月〜数年で再発し元に戻ってしまう例など個々の症例によってばらつきがみられる．事前に小範囲で試験照射を行い，治療効果を確認することが望ましい．また頭頸部や形状が不整なもの，幼少期には有効性が高いという報告もある．

青色母斑

　青色母斑（blue nevus）は長径 10 mm 程度までの青黒色斑，あるいは結節を呈する色素性病変で（図9），触診でやや固く触れることが多い．後天的に頭部や四肢，臀部などに単発性に生じること

が多いが，先天性，多発性にみられる場合もある．また皮膚以外に，口唇や粘膜にも生じることがある．ダーモスコピー所見は，青色から灰青色の均一で無構造な領域を呈する．

　組織は通常型（common blue nevus）と細胞増殖型（cellular blue nevus）がよく知られている．通常型は最も頻度が高く，樹枝状あるいは紡錘形のメラノサイトが真皮網状層を中心に膠原線維間に増生する．細胞増殖型は，真皮から皮下組織にかけて紡錘形のメラノサイトとともに短紡錘形，楕円形を呈するメラノサイトの増生を特徴とする．その他，compound blue nevus[4]，atypical blue nevus，agminated blue nevus[5]，epithelioid blue nevus[6]，sclerosing blue nevus，amelanotic blue nevus などの多数の亜型がある．また青色母斑は他のタイプの母斑を合併することも知られており，combined nevus（合併母斑，結合母斑）と呼ばれる．

　Malignant blue nevus は細胞増殖型 blue nevus が悪性化した腫瘍として初めて報告された稀な疾患で，男性の頭部に好発するといわれる．しかし，通常型 blue nevus の組織に伴う報告や blue nevus に類似，あるいは合併してみられた悪性黒色腫（malignant melanoma；MM）に使用されることもあり，病名に混乱がみられている．

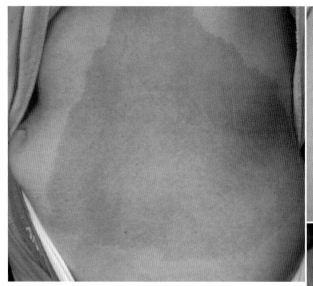
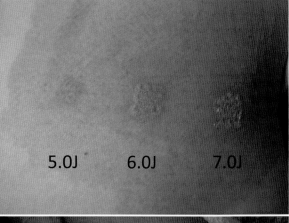
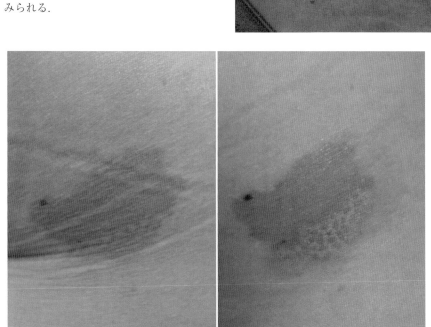

a	b
	c

図 7.
59 歳. 女性. 扁平母斑. 左腹部
  a：治療前
  b：Q スイッチルビーレーザーで試験照射施行
  c：3 か月後. 炎症後色素沈着, 色素の増強が
    みられる.

a | b

図 8. 8 歳, 女児. 扁平母斑
  a：治療前
  b：Q スイッチルビーレーザー試験照射 1 か月後

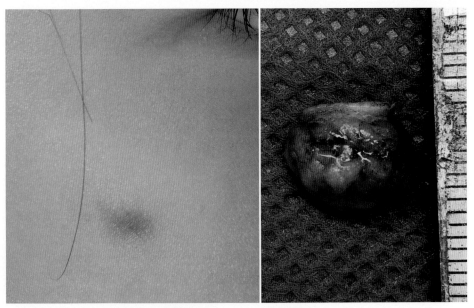

図 9. 5歳，女児．青色母斑　　　　　　　　　　　　　　　　　　　a｜b
a：右頬の青色斑．Qスイッチレーザー照射後
b：切除検体．脂肪織深層，筋肉直上まで色素がみられた．

また近年の報告では，青色母斑の発生に*GNAQ*（G Protein subunit alpha Q）や*GNA11*（G protein subunit alpha 11）遺伝子変異の関与が報告され，示唆されている[7)8)]．

治療は主に整容的な問題で外科的切除が行われる．しかし稀に悪性の報告もあるため，予防的側面の配慮も必要である．

色素性母斑

色素性母斑（pigmented nevus）は母斑細胞性母斑とも呼ばれ，神経節由来の母斑細胞が増殖する良性腫瘍である．褐色から黒色の色素斑で全身にみられる．結節や隆起を伴うものもあり，しばしば発毛を伴う（図10)[9)]．

出生時あるいは生後数か月以内に生じたものは先天性色素性母斑（congenital melanocytic nevus；CMN）と呼ばれ，新生児の1〜3%にみられる．文献により分類は異なるが，Krengel らは成人期の最大径が1.5 cm 未満のものを小型，1.5〜20 cm を中型（M1：1.5〜10 cm, M2：>10〜20 cm）（図10-a），20〜40 cm を大型（L1：>20〜30 cm, L2：>30〜40 cm），40 cm 以上は巨大型（G1：>40〜60 cm, G2：>60 cm）（図10-b）と分類している[10)]．なお，過去の文献では最大径が20 cm 以上のものを大型あるいは巨大型としてまとめられているものも多い．大型あるいは巨大CMN の発症率（20 cm 以上のもの）は0.005%と少ないが，ときに MM が発生するため注意を要する．大型あるいは巨大 CMN に MM が発生する頻度は従来10%程度といわれていたが，最近の報告では，Hale ら[11)]は2.4%，Kinsler ら[12)]は3.3%，と報告している．中型 CMN においても思春期以降に稀に MM が発症する[13)]．また，巨大 CMN の6〜11%に中枢神経症状を伴う神経皮膚黒色症を合併する．

組織は母斑細胞の存在部位により junctional type，intradermal type，compound type に分類される．母斑細胞は通常，表皮あるいは真皮に存在するが，脂肪織や筋層にまで深く存在する場合もある．

治療は，整容的な問題と悪性化のリスクを少なくするという両者の観点により決定する必要がある．外科的切除は悪性化のリスクを回避するにも適した手段で，サイズにより単純縫縮，分割切除，エキスパンダーを用いた切除縫縮，植皮術が行われる．顔面など切除が困難な部位ではレーザー治

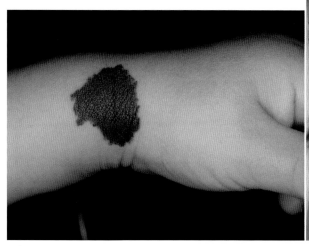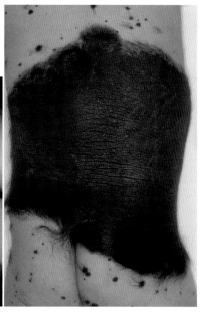

a | b

図 10. 色素性母斑

a：2歳，女児．中型．成人期の最大径が 1.5〜20 cm のもの

b：2歳，女児．巨大型．成人期の最大径が 40 cm 以上のもの．小型の衛星病変を
多数認める．神経メラノーシスの合併はない（文献 9 より許可を得て転載）．

療，curettage 法が行われている．Curettage 法は，生後早期にのみ存在する真皮浅層の色素を多く持つ母斑細胞と，深層の色素の目立たない母斑細胞との間に容易に剥離される natural cleavage plane と呼ばれる面を利用し，鋭匙などで色素斑を剥離する方法である（図 11）．Curettage 法単独で色素斑を完全に除去するのは困難であるが，レーザーと組み合わせることで，より少ない照射回数でも効果が得られる．また 2016 年には，先天性巨大色素性母斑の切除後の創閉鎖に対して自家培養表皮ジェイス® の移植が保険適用となった．

神経皮膚黒色症

神経皮膚黒色症（neurocutaneous melanosis；NCM）は胎生期に神経堤由来のメラノブラストが皮膚，中枢神経で異常増殖し，皮膚では先天性の巨大もしくは播種性色素性母斑を，脳軟膜，中枢神経系では神経メラノーシスを生じた先天性疾患である．本症に性差や人種差はなく，NRAS 遺伝子の体細胞モザイク変異が関与していると考えられており[14]，次世代には遺伝しない．また，本邦

では小児慢性特定疾患に認定されている．

皮膚症状は成人期に最大径が 20 cm 以上に達する大型ないしは巨大 CMN と，衛星病変と呼ばれる小型で多発性の色素性母斑がみられる（図 10-b 参照）．巨大母斑は体幹，背部，臀部に生じることが多く，海水着型母斑（bathing trunk nevus）と称されることもある．また，母斑部の皮膚は肥厚し皺や発毛を伴い，獣皮様を呈することも多い．巨大 CMN の患者をみた場合，出生児に 20 個以上の CMN を伴うものや，中型 CMN が多数みられるもの，40〜60 cm を超える大型の CMN を伴うものは神経メラノーシスを合併するリスクが高いと報告されており[15]，本症を念頭に診察する必要がある．

神経症状は 1 歳までに生じることが多く，水頭症，髄液圧の亢進に伴う痙攣発作，精神運動発育障害などを呈する．中枢神経系病変の検出には頭部造影 MRI が有用である．MRI で所見が得られた NCM 患者の約 7% は症候性 NCM へ進展する．

治療は，皮膚症状に対しては CMN で記載した治療に準ずる．一方，中枢神経病変に対しては，

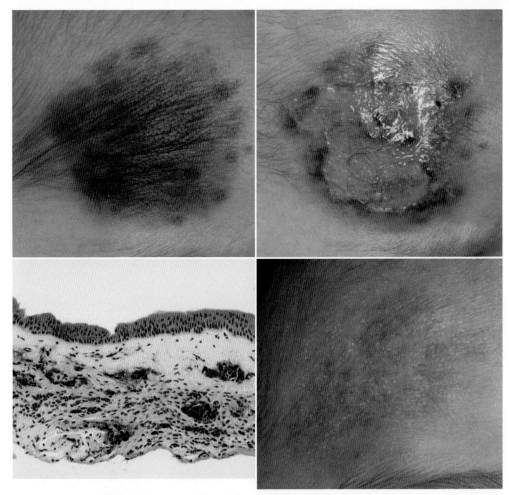

図 11. 2 か月, 男児. 先天性色素性母斑に対する curettage 法

a : 額部に有毛性黒色斑を認める.
b : 術後 1 日目. 局所外用麻酔下で鋭匙で剝離.
c : 剝離した皮膚の組織像. 真皮上層が一定の深さで剝離されている.
d : Q スイッチレーザー 10 回照射 7 か月後

|a|b|
|c|d|

頭蓋内圧の亢進に対する減圧術やてんかん発作に対する内服薬の投与を行う. 症候性 NCM の予後は極めて悪い.

文 献

1) 小林正弘, 味木　幸：太田母斑などの眼球上色素斑のレーザー治療. 日形会誌, **31**：211-218, 2011.

2) 葛西健一郎：メラノサイト系母斑の診断とレーザー治療. 形成外科, **53**：727-736, 2010.

3) 江藤ひとみ, 小林よう, 中山　玲ほか：異所性蒙古斑のレーザー治療回数に影響する因子の検討. 日レ医誌, **37**：30-35, 2016.

4) Kamino H, Tam ST：Compound blue nevus：a variant of blue nevus with an additional junctional dendritic component. A clinical, histopathologic, and immunohistochemical study of six cases. *Arch Dermatol*, **126**：1330-1333, 1990.

5) Lisboa AP, Silvestre KJ, Pedreira RL, et al：Agminated blue nevus—Case report. *An Bras Dermatol*, **91**：658-660, 2016.

6) Lee CH, Min HS, Park ES, et al：A Case of Epithelioid Blue Nevus. *Korean J Pathol*, **48**：434-437, 2014.

7) Eichenfield DZ, Cotter D, Thorson J, et al：Agminated blue nevus with a GNAQ mutation：A case report and review of the literature. *J Cutan*

Pathol, **46**：130-133, 2019.

8）Van Raamsdonk CD, Bezrookove V, Green G, et al：Frequent somatic mutations of GNAQ in uveal melanoma and blue naevi. *Nature*, **29**：599-602, 2009.

9）横溝英菜，レパヴァー・アンドレ，大藤由佳ほか：腰背部巨大色素性母斑に対する tissue expander 法の治療経験．日皮外誌，**15**：44-45，2011.

10）Krengel S. Alon S, Dusza SW, et al：New recommendations for the categorization of cutaneous features of congenital melanocytic nevi. *Am Acad Dermatol*, **68**：441-451, 2013.

11）Hale E, Stein J, Ben-Porat L, et al：Association of melanoma and neurocutaneous melanocytosis with large congenital melanocytic naevi—results from the NYU-LCMN registry. *Br J Dermatol*, **152**：512-517, 2005.

12）Kinsler VA, Birley J, Atherton DJ：Great Ormond Street Hospital for Children Registry for congenital melanocytic naevi：prospective study 1988-2007. Part 1-epidemiology, phenotype and outcomes. *Br J Dermatol*, **160**：143-150, 2009.

13）佐々木　優，岸　晶子，吉田亜希ほか：中型の先天性色素性母斑に生じた悪性黒色腫の1例. *Skin Cancer*, **33**：173-178，2019.

14）van Engen-van Grunsven AC, Kusters-Vandevelde H, Groenen PJ, et al：Update on Molecular Pathology of Cutaneous Melanocytic Lesions：What is New in Diagnosis and Molecular Testing for Treatment? *Front Med*, **1**：1-13, 2014.

15）Price HN：Congenital melanocytic nevi：update in genetics and management. *Curr Opin Pediatr*, **28**：476-482, 2016.

MB Derma, 308：35-47, 2021.

◆特集／完全攻略！新生児・乳児の皮膚マネジメントマニュアル

遺伝性疾患 Part 1
―神経線維腫症1型，色素失調症，眼皮膚白皮症―

馬場直子*

Key words：神経線維腫症1型(neurofibromatosis-1)，カフェオレ斑(café-au-lait spots)，神経線維腫(neurofibroma)，色素失調症(incontinentia pigmenti)，眼皮膚白皮症(oculocutaneous albinism)

Abstract 小児期からみられる遺伝性疾患で最も多いのが神経線維腫症1型であり，他に色素失調症，眼皮膚白皮症などがある．それぞれの症状や病型分類，自然経過，治療のタイミング，フォローしていくうえでの注意点などを述べた．各疾患は皮膚をはじめ，各種臓器に多彩な病変を生ずる遺伝性の疾患で，標準治療薬がまだなく，対症療法が主体である．皮膚症状があるだけでも幼児期から心理社会的負担が大きく，さらに皮膚以外の眼，神経，骨格などの重大な症状があると，機能障害や著しい身体的苦痛を伴う．しかし，すべての人がそうなるわけではなく，通常の社会生活を送れる軽症の場合もあり人により千差万別なので，患児の成長を保護者とともに見守りながら，年齢に応じて生じてくるかもしれない問題を一緒に解決していくという姿勢が大切だと思う．

はじめに

長年小児病院の皮膚科にいると，長期の経過観察が必要な遺伝性疾患の患児を多くみており，さらに毎年新たに生まれてくる患児がそこに加わっていく．そのままずっとみていくと，成人してそろそろ小児病院を卒業していただかなければ患者が貯まっていく一方になるのだが，長年みていると患者親子ともになかなか去りがたくなり，こちらも巣立たれるのが寂しくて，ついついもう1年，もう1年と成人移行が先延ばしになってしまうのが現状である．遺伝性疾患はたいてい生涯症状が続き，あるいは変化することがあるので，成長に応じて様々な学業上や心理社会的な問題が生じてくる．そういった様々な困難や悩みにどう対処していったらよいのかを一緒に考えていくのも，我々の大切な仕事の1つである．

このような小児期からよくみる遺伝性疾患で最も多いのが神経線維腫症1型であり，ほかに色素失調症，眼皮膚白皮症などがある．それぞれの皮膚症状，自然経過，治療のタイミング，フォローしていくうえでの注意点などを述べたい．

神経線維腫症(NF)1型

1．疾患概念，病因

17番染色体長腕(17q11.2)にある *NF1* 遺伝子の異常により Ras が活性化され，その下流にあるシグナルカスケードが活性化されることによって腫瘍抑制遺伝子が阻害され，細胞増殖が引き起こされると考えられている．生来，一方の allele が変異しているが，NF1 の様々な病変部でもう一方の allele にも異常を生じている(second hit)ことがわかってきた[1]．

頻度は出生約3,000人に1人の割合で生まれ，人種差や性差はない．日本人では約40,000人の患者がいるといわれている．

2．臨床症状

本邦の NF1 にみられる主な症候のおおよその合併率と初発年齢を表1に示す[2]．

* Naoko BABA，〒232-8555 横浜市南区六ツ川2-138-4 地方独立行政法人神奈川県立病院機構神奈川県立こども医療センター皮膚科，部長

表 1. 本邦の NF1 患者にみられる主な症候のおおよその合併率と
初発年齢（文献 2 より引用）

症　候	合併頻度	初発年齢
カフェ・オ・レ斑	95%	出生時
皮膚の神経線維腫	95%	思春期
神経の神経線維腫	20%	学童期
びまん性神経線維腫	10%	学童期
悪性末梢神経鞘腫瘍	2%	30 歳前後が多い（10～20%は思春期ごろ）
雀卵斑様色素斑	95%	幼児期
視神経膠腫	7～8%	小児期
虹彩小結節	80%	小児期
脊椎の変形	10%	学童期
四肢骨の変形・骨折	3%	乳児期
頭蓋骨・顔面骨の骨欠損	5%	出生時
知的障害（IQ＜70）	6～13%	幼児期
限局性学習症	20%	学童期
注意欠如多動症	40～50%	幼児期
自閉スペクトラム症	20～30%	幼児期
偏頭痛	25%	学童期
てんかん	6～14%	小児期
脳血管障害	4%	小児期

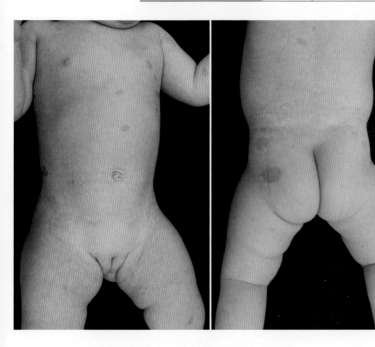

図 1.
11 か月，女児．NF1
生後間もなくより，15 mm 以上の
類円形褐色斑が 6 個以上ある．

a）皮膚症状

（1）カフェオレ斑：我が国では生後すぐ，または
数か月以内に気づかれる 5 mm 以上の褐色斑が 6
個以上ある場合をカフェオレ斑と呼び，NF1 を疑

う（欧米では，褐色斑はすべて扁平母斑も含めて
カフェオレ斑と呼ぶ）（図1）．通常は類円形で境界
が平坦で明瞭，均一な色調の褐色斑である．しば
しば蒙古斑の上にカフェオレ斑がある場合，周囲

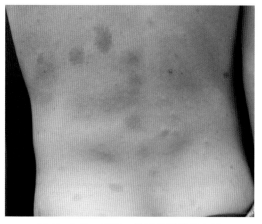

図 2. 7 歳，男児．神経線維腫症 1 型
躯幹に 5 mm 前後の軟らかいなだらかな
皮膚隆起がみられ始める．

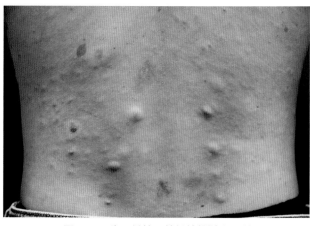

図 3. 17 歳，男性．神経線維腫症 1 型
神経線維腫が増大し，数が増えてくる．

にハローをかぶったように白く抜け，まるでサットン現象のように観察される．

　カフェオレ斑は生後すぐに気づくとは限らず，たいていの保護者は生まれたときはなかったのに，3〜4 か月ごろから出てきたので生まれつきではないと言うことが多いが，遅くとも 1 歳未満で気づかれる．5 mm 前後の小さな斑が 3〜4 個しかない乳児が NF1 疑いで紹介されて初診した場合に，果たして NF1 と診断してよいものかどうかが悩ましい．乳児ではまだ他の症状の有無もわからないため，現時点ではまだ確定診断はできないことを説明して，あくまで疑い例として半年〜1 年後に再受診していただき，皮膚以外の症状にも注意しながら慎重に経過をみていくことにしている．成長とともにカフェオレ斑が明らかに増えてくる，または眼や骨の症状など他の症状も出てくれば診断できるが，単に成長につれて増大しているだけでいつまでも 3〜4 個にとどまっていれば，単なる扁平母斑であったと診断することになる．最近の保護者はすぐにインターネットで「カフェオレ斑」を検索し，神経線維腫症のサイトに行きついて最重症の症例写真などを目にして驚き，将来こんなふうになってしまうのではないかと涙ながらに受診する方もおられ，ネット社会の弊害を感じることがある．そういう保護者には，カフェオレ斑を持つすべての人がそのようになるわけではなく，むしろ軽症の方が多く，通常の社会生活

を送れること，ただし人によって千差万別なので一人一人を丁寧にみていきながら，年齢に応じて生じてくるかもしれない問題を一緒に解決していきましょう，と話すようにしている．その子の成長を保護者とともに見守り，手助けするという姿勢が大切だと思う．

⑵神経線維腫

（i）皮膚の神経線維腫：早い子では 4〜5 歳から，通常は 10 歳以降の思春期の始まるころから主に背中や腰，腹部などに，なだらかに隆起する軟らかい皮膚隆起として現れる．でき始めはごくわずかな隆起であり，正面からはみえなくても，斜めからみるとよくみえる（図 2）．思春期になると数も増え，5〜20 mm 程度の常色または淡紅色の弾性軟のドーム状に隆起する腫瘤もみられる（図3）．ときに幼児期から青く皮下に斑状に透見されるようなタイプもある．

（ii）神経の神経線維腫：皮下の神経に沿って数珠状に硬く触れる腫瘤で，圧痛，放散痛を伴う．稀ではあるが，急速に増大する場合は悪性末梢神経鞘腫を疑い，MRI や生検にて精査する必要がある．

（iii）びまん性神経線維腫：早ければ乳児期から，軟らかい広めの皮膚腫瘤が現れ，徐々に増大・隆起する弾性軟の腫瘤（図 4）であり，整容的問題や機能障害をきたすため皮膚科，形成外科で早期から手術的介入を必要とする．触診すると，軟らかい腫瘤内にいくつかの硬い結節を複数触れ，圧痛

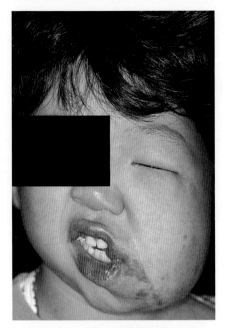

図 4. 5歳，女児．神経線維腫症1型．
びまん性神経線維腫
生後間もなくより左頬全体が軟らか
く隆起し，懸垂状に下がってきた．左
眼瞼が圧迫されて開瞼障害を伴い，
左眼は弱視となった．

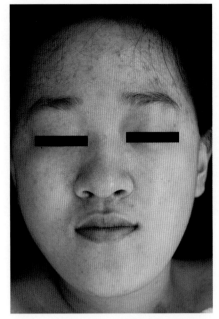

図 5. 15歳，女性．神経線維腫症1型
雀斑様の小褐色斑が目の周囲，口の周囲に
集簇してみられる．

があり，中に神経の神経線維腫を合併することが
多い．

（3）その他の皮膚病変

（i）**雀斑様の小褐色斑**：3歳ごろから腋窩や鼠径
部にそばかす様の小褐色斑が集簇して多発する．
学童期ごろからは鼻根部や頬部にも現れ，次第に
増えてくる（図5）．

（ii）**大 Recklinghausen 斑**：出生時から患児の手
掌大以上の，大きな褐色斑がみられることがある
（図6）．この場合，びまん性神経線維腫を合併す
ることが多い．

（iii）**若年性黄色肉芽腫**：健常人でも出ることはあ
るが，NF1で合併率が高く，また多発例も多い．
数年で自然消退するため経過観察でよい．

（iv）**貧血母斑**：普段は目立たないが，入浴時など
に健常皮膚が赤くなっても，斑状に白く抜ける部
分がある．病的意義はないが保護者が気にするの
で，よくみられる合併症だが心配はいらないと伝
える．

（v）**有毛性褐青色斑**：背中や胸，腋窩にみられる

辺縁が鋸歯状の有毛性の褐青色斑で，黄色人種に
多いとされる．

b）神経症状

1）脳腫瘍の合併は3%前後にみられるとされ
るため，NF1の確定診断後は脳MRIを撮る．小
児期でも半数くらいにT2強調画像でUBO
（unidentified bright object）と呼ばれる高信号病
変がみられる．治療の必要はないが，診断上重要
とされている．

2）学習障害，注意欠陥/多動性障害は約30%
にみられるが，学童期になって必ずしも支援級に
いく必要があるわけではない．

c）眼症状

3歳ごろからほとんどの患者に虹彩小結節
（Lisch nodule）がみられ，診断的意義が大きい．
治療の必要はないが眼科で経過をみてもらう．

d）骨格症状

（1）**四肢骨の変形**：稀ではあるが出生時から脛骨
などに偽関節があり，四肢骨の彎曲変形がみられ
ることがある（図7）．

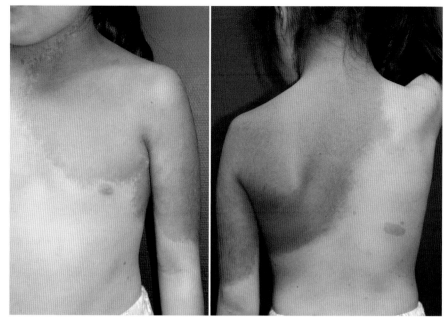

図 6. 7歳, 女児. 神経線維腫症 1 型
出生時より, 右頸, 胸, 肩, 上腕, 上背部に巨大な有毛性の褐色斑
(大 Recklinghausen 斑) がみられた.

　(2) **蝶形骨の形成異常**：稀であるが, 特に頭頸部にびまん性神経線維腫があれば MRI で精査しておく.

　(3) **脊椎の変形**：最も多い骨の合併症で, 軽症のものも含めると 10% くらいに出る. 脊椎側彎, 後彎が思春期近くになると始まり, 徐々に進行するので必ずチェックし, 疑われれば整形外科医にコンサルトする.

3. 診断および鑑別診断

a) 診　断

　2018 年日本皮膚科学会策定の NF1 診断基準[2] (表2) では, ① 6 個以上のカフェオレ斑, ② 2 個以上の神経線維腫, またはびまん性神経線維腫, ③ 腋窩・鼠径部の雀卵斑様色素斑 (freckling), ④ 視神経膠腫 (optic glioma), ⑤ 2 個以上の虹彩小結節 (Lisch nodule), ⑥ 特異的な骨病変 (脊柱・胸郭の変形, 四肢骨変形, 頭蓋骨・顔面骨の欠損), ⑦ 7 家系内 (第一度近親者) に同症, これらの 7 項目のうち 2 項目以上で診断する[2].

　臨床診断で疑わしい病変があれば, MRI などの画像診断を行ったり, それぞれの専門家にコンサルトしながら長期経過を追っていく. 眼の症状が

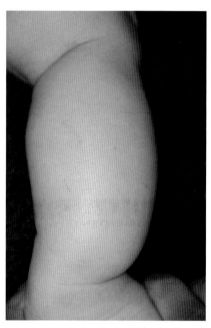

図 7. 6 か月, 男児. 神経線維腫症 1 型
生来, 右下腿が彎曲し, 整形外科で偽関節と診断された.

なくても 3 歳になったら眼科受診を一度勧めているが, それ以外は何も症状がないのにルーチンで画像診断をする必要はないと考えている.

　通常は臨床症状で診断しているが, 診断に迷う

表 2. 日本皮膚科学会策定の NF1 診断基準（文献 2 より引用）

（概念）
カフェ・オ・レ斑，神経線維腫を主徴とし，皮膚，神経系，眼，骨などに多種病変が年齢の変化とともに出現し，多彩な症候を呈する全身性母斑症であり，常染色体優性の遺伝性疾患である.

（診断基準）
1）遺伝学的診断基準
　NF1 遺伝子の病因となる変異が同定されれば，神経線維腫症 1 型と診断する. ただし，その判定（特にミスセンス変異）においては専門科の意見を参考にする.
　本邦で行われた次世代シーケンサーを用いた変異の同定率は 90％ 以上と報告されているが，遺伝子検査で変異が同定されなくとも神経線維腫症 1 型を否定するわけではなく，その診断に臨床的診断基準を用いることに何ら影響を及ぼさないことに留意する.
　（2018 年 1 月現在保険適応外）
2）臨床的診断基準
1．6 個以上のカフェ・オ・レ斑[*1]
2．2 個以上の神経線維腫（皮膚の神経線維腫や神経の神経線維腫など）またはびまん性神経線維腫[*2]
3．腋窩あるいは鼠径部の雀卵斑様色素斑（freckling）
4．視神経膠腫（optic glioma）
5．2 個以上の虹彩小結節（Lisch nodule）
6．特徴的な骨病変の存在（脊柱・胸郭の変形，四肢骨の変形，頭蓋骨・顔面骨の骨欠損）
7．家系内（第一度近親者）に同症
7 項目中 2 項目以上で神経線維腫症 1 型と診断する.

＜その他の参考所見＞
1．大型の褐色斑
2．有毛性褐青色斑
3．若年性黄色肉芽腫
4．貧血母斑
5．脳脊髄腫瘍
6．Unidentified bright object（UBO）
7．消化管間質腫瘍（Gastrointestinal stromal tumor；GIST）
8．褐色細胞腫
9．悪性末梢神経鞘腫瘍
10．限局性学習症（学習障害）・注意欠如多動症・自閉スペクトラム症

（診断のポイント）
[*1]：多くは出生時からみられる扁平で盛り上がりのない斑であり，色は淡いミルクコーヒー色から濃い褐色に至るまで様々で色素斑内に色の濃淡はみられない. 通常大きさは 1〜5 cm 程度で形は長円形のものが多く，丸みを帯びた滑らかな輪郭を呈する（小児では大きさが 0.5 cm 以上あればよい）.
[*2]：皮膚の神経線維腫は常色あるいは淡紅色の弾性軟の腫瘍であり，思春期頃より全身に多発する. 圧痛，放散痛を伴う神経の神経線維腫やびまん性に隆起した神経線維腫がみられることもある.

（診断する上での注意点）
1．患者の半数以上は弧発例で両親ともに健常のことも多い.
2．幼少時期にはカフェ・オ・レ斑以外の症候はみられないことも多いため，時期をおいて再度診断基準を満たしているかどうかの確認が必要である.
3．個々の患者にすべての症候がみられるわけではなく，症候によって出現する時期も異なるため，本邦での神経線維腫症 1 型患者にみられる症候のおおよその合併率と初発年齢（表 1）を参考にして診断を行う.

場合や，詳細な遺伝相談を望まれる場合には，次世代シーケンサーにより両親や同胞も含めた遺伝子診断を行うこともある. その際には専門家による遺伝子カウンセリングも同時に行う必要がある.

NF1 は特定疾患から指定難病へと移行し，重症度分類が改定された[2].

b）鑑別診断
（1）Legius 症候群（NF1-like syndrome）：NF1 と同様のカフェオレ斑がみられるが，思春期になっても神経線維腫はみられない. 15 番染色体の *SPRED1* の異常であり，小児で臨床的に NF1 と思われている人の 1〜2％ 程度は本症ではないかと推測されている.

（2）NF1 モザイク：皮膚の限られた領域にだけカフェオレ斑や神経線維腫が出る. 体細胞の突然変異によって生じた部分的な NF1 であるが，もし

も変異が生殖細胞にも及んでいた場合には，将来NF1の子どもが生まれる可能性は否定できない.

近年，様々な先天性疾患がRAS/mitogen acti-vated protein kinase（MAPK）経路に関与する遺伝子の異常により生じることが明らかになり（RASopathies[3]），NF1と鑑別を要する新しい疾患も報告されている[4].

4．治療

現在のところ根治療法や進行予防療法はなく，それぞれの症状に応じた対症療法が主体となる.

a）カフェオレ斑

扁平母斑に準じてQスイッチルビーレーザー治療が行われている施設もあるが，再発も多く，治療効果は限定的である.

b）神経線維腫

皮膚の神経線維腫は大きくなってきた場合に，整容的に，あるいは部位によっては機能的に切除する．神経の神経線維腫は痛みがあれば切除する．びまん性神経線維腫は，増大する前に可能な限り大きく切除するが，それでも再発することが多いため，定期的に切除していかなければならない．悪性神経線維腫が疑われた場合には，できるだけ速やかに生検を兼ねて全切除する.

c）分子標的薬

分子標的薬による治療が今後期待される.

色素失調症
（Bloch-Sulzberger 症候群）

1．疾患概念，病因

X染色体長腕（Xq28）にある*NF-κB essential modulator*（*NEMO*）遺伝子の異常により生じる[5]．X染色体が1本しかない男児では，多くの場合胎生期に死亡するが，X染色体が2本ある女児では不活性化機構によって，1本がランダムに不活性化されるため生存できる[5,6]．稀に（10%以下）男児発症例の報告がみられるが，体細胞モザイク，Klinefelter症候群，点突然変異などによる可能性があると考えられている[6].

2．臨床症状

a）皮膚症状

皮膚症状は4期に分類されるが，それぞれの時期の皮疹は混在し，ときに反復してみられる[7]．67%で出生時からみられ，90%で生後2週間以内に出現すると報告[7]されている.

第I期：紅斑・水疱期

出生時から2週間以内に，紅斑上に水疱がBlaschko線に沿って線状，列序性に配列する.

胎児期に既に水疱があり，破れたと思われる痕跡が類円形の表皮剝離となって並んでみえる（図8,9）．水疱内容が黄色くなり膿疱となっていることが多く，破れてびらん，痂皮となるが，何度も繰り返して数週～数か月間続く．特に外陰部～大腿内側部に多くみられる（図8）.

第II期：疣状・苔癬期

数か月以内に，水疱・膿疱だった部位が苔癬化し，赤褐色調の疣状となって数か月ほど持続する（図10）．一方で水疱・膿疱もときどき思い出したように出没する.

第III期：色素沈着期

通常1歳までには，苔癬化が次第に平坦化し，色素斑となりBlaschko線がくっきりと現れてくる．元の紅斑・水疱があった軌跡が，線状，帯状，渦巻き状，泥はね状に描き出される（図11）.

第IV期：色素消退期

2～3歳ごろから色素斑は消退し始め，学童になると逆に色素脱失斑となり，有毛部では無毛・疎毛となる（図12）.

b）合併症（副症状）

（1）毛髪の異常：皮疹があった部位の頭髪・体毛は疎毛または無毛となる（図12）．炎症後の脱毛斑のような機序と考えられる.

（2）歯牙・口腔の異常：歯牙の形態異常（図13），乳歯の放出遅延，欠損の合併頻度が高い．口蓋裂や高口蓋の報告[8]もみられる.

c）眼症状

網膜色素上皮細胞の異常，網膜血管の閉塞，硝子体出血，網膜新生血管，牽引性網膜剝離による

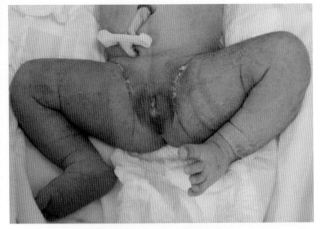

図 8.
生後 0 日，女児．色素失調症第 I 期
祖母と母にも同症あり．出生時より，Blaschko 線に
沿って線状に水疱・膿疱が並び，円形の表皮剥離が
列序性にみられた．

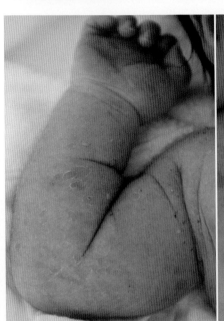
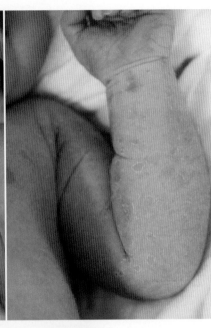

図 9.
色素失調症第 I 期
図8と同一症例．四肢にも列序性
に膿疱と円形の表皮剥離がみら
れた．

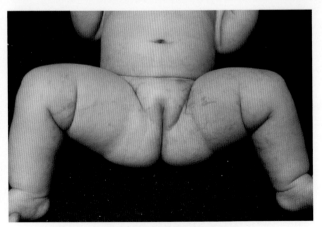

図 10．色素失調症第 II 期
図8の3か月後．水疱・膿疱部が苔癬化し，
疣状となっている．既に色素沈着になってい
る部位もある．

失明などの合併症を伴う可能性がある．眼合併症
は 23〜30％[5] と高率である．

d）神経症状

精神運動発達遅滞，痙攣，痙性四肢麻痺，水頭
症，小頭症，脳萎縮などの報告がみられ，約 20％
程度に合併する[5] とされる．

e）その他の合併症

頭蓋変形，多指・合趾症，爪甲欠損・脆弱化・
陥凹などの骨格や爪の異常の報告もみられる．

3．診断および鑑別診断

a）診 断

特徴的な皮疹と経過から，容易に臨床診断がで
きることがほとんどである．Landy & Donnai ら

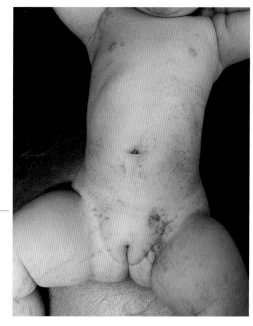

図 11. ▶
色素失調症第Ⅲ期
図8の10か月後．ほとんどが色素沈着のみとなっている．
泥はね状と表現される模様がよく観察できる．

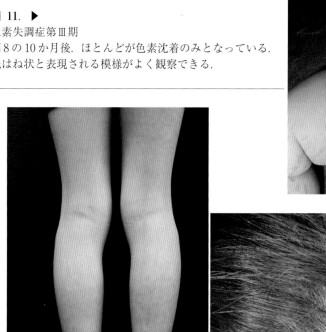

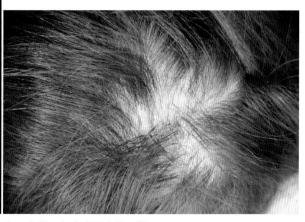

図 12．10歳，女児．色素失調症第Ⅳ期
四肢の広範囲に Blaschko 線に沿った脱色素斑が列序性にみられた．
頭頂部に線状に無毛部があり，皮膚は萎縮性であった．

が提唱した診断基準[9]が用いられることがある（表3）．水疱内容には多数の好酸球が浸潤しているため，水疱内容のスメア標本で確かめることもでき，第Ⅰ期では末梢血液中の好酸球数も高くなっている．第Ⅰ期の皮膚生検の病理組織は，表皮内への著明な好酸球浸潤を伴う表皮内水疱が特徴的で好酸球性海綿状態と呼ばれている．男児の流産歴があることも参考になる．

通常は臨床症状で診断しているが，診断に迷う非典型例や，症状が消失した成人例で詳細な遺伝相談を希望する場合には，PCR を用いて *MEMO*

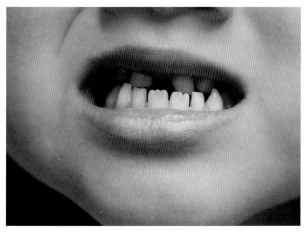

図 13．8歳，女児．色素失調症第Ⅳ期
歯の形態異常，先天欠損，乳歯の萌出遅延がみられた．

表 3. Landy & Donnai の提唱する色素失調症診断基準
（文献 9 より引用，一部改変）

＜主症状＞

a）家族歴なし（女性の一親等内に同症がない場合）

・典型的な新生児期の皮疹：好酸球増多症を伴った紅斑と水疱

・主に体幹にみられる Blaschko 線に沿った典型的な色素沈着（青年期には薄くなる）

・線状・萎縮性の無毛部

b）家族歴あり（女性の一親等内に同症がある場合）

・典型的な皮疹の既往が示唆される，あるいは証拠がある

・過剰な色素沈着，萎縮性の無毛部

・頭頂部の脱毛

・歯の異常

・網膜の疾患

・男児の流産の多発

＜副症状＞

・歯の異常

・脱毛

・爪甲の異常

・網膜の疾患

※明らかな家族歴がなければ，a の主症状の少なくとも 1 つが診断に必要である．
副症状を伴えばより確実である．明らかな家族歴があれば，b の主症状の少なく
とも 1 つ以上があればほぼ確実である．

遺伝子の欠失を確認することができる．

b）鑑別診断

(1) 先天性表皮水疱症：生後すぐに水疱がみられると，新生児科で先天性表皮水疱症と誤診されることがある．色素失調症では，皮膜の厚い緊満性の小水疱・膿疱が独特の列序性配列を示すが，表皮水疱症では，大小の弛緩性水疱が外力を受けやすい四肢末端，間擦部，顔などに出没する点が異なる．

(2) Goltz 症候群：Blaschko 線に沿って皮膚萎縮を生じるため，色素沈着期や色素脱失期と鑑別を要することもあるが，Goltz 症候群では水疱・膿疱の時期はなく，真皮の低形成により黄色調の脂肪ヘルニアがみられる点が特徴的である．Goltz 症候群もほとんどが女児である．

4．治療

現在のところ根治療法はなく，それぞれの症状に応じた対症療法が主体となる．第 I 期では水疱の二次感染予防や消炎目的で抗菌外用薬，NSAID やステロイド外用薬が処方されることがあるが，必ずしも必要ではなく，筆者はほとんど何も処方せずに，入浴と保湿剤外用など通常のスキンケアに努めてもらうようにしている．

眼皮膚白皮症

1．疾患概念，病因

全身症状を伴う症候型と，伴わない非症候型があり，症候型には出血傾向を示す Hermansky-Pudlak 症候群（HPS），白血球巨大顆粒と免疫不全を伴う Chédiak-Higashi 症候群や Griscelli 症候群が含まれる[10]．常染色体劣性遺伝であり，原因遺伝子として症候型は 13 種類，非症候型は 7 種類が報告されている（表 4）．遺伝子変異により皮膚，毛髪，眼においてメラノソーム内でのメラニン合成が直接，あるいは間接的に障害され，メラニン色素が低下，ないしは消失し，低色素状態が生じる．

2．臨床症状

a）皮膚症状

出生時より皮膚，毛，眼の色素が減少ないし消失している（図 14）．メラニンが全く合成されない病型では，皮膚は生涯白～ピンク色で，毛髪は白～金色，虹彩は青く，瞳孔は淡紅色を呈する（図 14）．羞明，視力障害，眼振を伴う．日光過敏が顕著で，露出部に基底細胞癌，有棘細胞癌，悪性黒色腫などを発症しやすく，厳密な遮光の指導が重

表 4. 眼皮膚白皮症を呈する疾患の病因遺伝子による分類
（文献 10 より引用）

A．非症候型眼皮膚白皮症（non-syndromic type）
OCA 1：チロシナーゼ遺伝子（*TYR*）関連型
　1A：チロシナーゼ陰性型
　1B：黄色変異型
　1MP：最小色素型
　1TS：温度感受性型
OCA 2：*P* 遺伝子関連型
OCA 3：チロシナーゼ関連蛋白 1 遺伝子（*TYRP1*）関連型
OCA 4：*SLC45A2*（*MATP*）遺伝子関連型
OCA 5：遺伝子不明（chromosome 4q24 にマッピングされた）
OCA 6：*SLC24A5* 遺伝子関連型
OCA 7：*C10orf11* 遺伝子関連型

B．症候型眼皮膚白皮症（syndromic type）
Hermansky-Pudlak 症候群（HPS）
　HPS 1：*pale ear* 相同遺伝子（*HPS1*）の変異
　HPS 2：*pearl* 相同遺伝子（*AP3B1*）の変異
　HPS 3：*cocoa* 相同遺伝子（*HPS3*）の変異
　HPS 4：*light ear* 相同遺伝子（*HPS4*）の変異
　HPS 5：*ruby eye 2* 相同遺伝子（*HPS5*）の変異
　HPS 6：*ruby eye* 相同遺伝子（*HPS6*）の変異
　HPS 7：*sandy* 相同遺伝子（*DTNBP1*）の変異
　HPS 8：*reduced pigmentation* 相同遺伝子（*BLOC1S3*）の変異
　HPS 9：*pallid* 相同遺伝子（*PLDN*）の変異
Chédiak-Higashi 症候群（CHS）
　　　　：*LYST* 遺伝子の変異
Griscelli 症候群（GS）
　GS 1：*MYO5A* 遺伝子の変異
　GS 2：*RAB27A* 遺伝子の変異
　GS 3：*MLPH* 遺伝子の変異

C．未分類

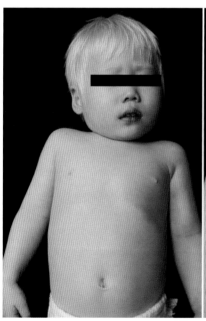
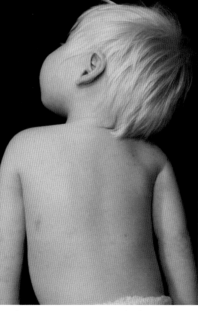
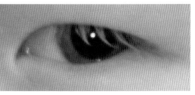

図 14. 2 歳 3 か月，男児．眼皮膚白皮症．OCA 4 型
生来，皮膚とすべての体毛が白かった．父の従兄妹も白皮症．眼科診察で虹彩の色素脱失，白子眼底，
内斜視あり．*SLC45A2* 遺伝子に 2 種類の変異が認められ，OCA 4 型と確定診断された．

要である.

メラニン産生が完全に消失していない病型の場合には，加齢に伴い徐々に色素が増え，皮膚は肌色に近づき，頭髪は茶褐色となる.

サブタイプ別の頻度は，日本人では OCA1 型(34%)，OCA4 型(27%)，HPS(10%)，OCA2 型(8%)の順に多い[11].

(1) **OCA1 型(チロシナーゼ遺伝子関連型)**：メラノソーム内でメラニンを合成する過程で最も中心的な役割を持つチロシナーゼの遺伝子変異による.生涯を通じて全身の組織でメラニン合成が起こらない最重症型の OCA1A 型では，皮膚は白〜ピンク色(蒙古斑なし)，白毛，羞明，眼振，視力障害をきたす.遺伝子変異の部位によっては数%の酵素活性を残し，わずかなメラニン合成を生じ，成長とともに色素が出現して金髪〜褐色の髪になることもあり(OCA1B 型：黄色変異型)，患者によりかなり差がみられる.

(2) **OCA4 型(*SLC45A2* 遺伝子型)**(図 14)：*SLC45A2* 遺伝子上の変異部位により，多彩な臨床症状を示す.メラニン合成が全く起こらず，生涯完全脱色素状態の患者から，成長とともにかなりメラニン合成がみられる患者まで様々いる.

(3) **HPS(Hermansky-Pudlak syndrome)**：症候性の代表的な疾患であり，メラニン合成障害に加えて出血傾向，セロイド様物質の組織沈着を伴う.なかには 40 歳以降に発症し，間質性肺炎や肉芽腫性大腸炎などを合併する予後不良の疾患を含む.

(4) **OCA2 型(*P* 遺伝子関連型)**：*P* 遺伝子の変異部位により様々な臨床症状を呈し，OCA4 型と同様，患者によって千差万別である.

b) 合併症(副症状)

(1) **眼症状**：多くの患者で羞明，眼振，矯正不可能な視力障害を伴う.

3. 診断および鑑別診断

a) 診　断

臨床所見(皮膚が白く日焼けしない，毛髪が白色〜黄色〜淡褐色〜金色〜銀灰色，虹彩が低色素，眼振など)と検査所見(眼底検査で低色素，黄斑の低形成，視力検査で矯正不可能な弱視など)で臨床的にはほぼ診断でき，さらに遺伝子診断で確定診断とサブタイプ分類が可能となり，予後の予測がつけられる.

b) 鑑別診断

(1) **限局性白皮症**：まだら症，ぶち症ともいい，生来，前額〜前頭部に菱形の白斑および白毛があるのが特徴的で，他に体幹や四肢に対称性に地図状の白斑を生じ，生涯不変である.白斑の中に島状に小色素斑が多発する点も特徴的である.

(2) **脱色素性母斑**：生来，部分的に不完全脱色素斑があり生涯不変である.皮膚以外の症状はない.

(3) **尋常性白斑**：出生時にはなく，どの年齢からでも発症する斑状〜不整形〜分節状の限局した完全脱色素斑であり，拡大したり，治癒したりする可能性もあり，変化がみられる.

(4) **伊藤白斑**：生後間もなくより，Blaschko 線に沿った線状，帯状配列を示す白斑が分節状にみられる.てんかんや発達障害など，何らかの神経症状や脳波・MRI などの検査異常を合併する頻度が高い.

4. 治　療

現在のところ根治療法や進行予防療法はなく，それぞれの症状に応じた対症療法が主体となる.日光過敏が顕著で，露出部に基底細胞癌，有棘細胞癌，悪性黒色腫などを発症しやすいため，厳密な遮光の指導が重要である.

医療用化粧品や毛染めによるカモフラージュをうまく利用して，心理社会的な負担を軽減することを考慮する.乳幼児では保育所などの集団生活に入る前に，保護者だけでなく保育士にも遮光の方法やタイミング，外出制限など，丁寧な生活指導が求められる.

文　献

1) De Schepper S, Maertens O, Callens T, et al：Somaticmutation analysis in NF1 café au lait

spots reveals two NF1 hits in melanocytes. *J Invest Dermatol*, **128** : 1050-1053, 2008.

2) 吉田雄一，倉持　朗，太田有史ほか：神経線維腫症1型（レックリングハウゼン病）診療ガイドライン2018．日皮会誌，**128**(1) : 17-34，2018.

3) Tidyman WE, Rauen KA : The RASopathies : developmental syndromes of Ras/MAPK pathway dysregulation. *Curr Opin Genet Dev*, **19** : 230-236, 2009.

4) Brems H, Chmara M, Sahbatou M, et al : Germline loss-of function mutation in SPRED1 cause a neurofibromatosis 1-like phenotype. *Nat Genet*, **39** : 1120-1126, 2007.

5) 藤山幹子：色素失調症．最新皮膚科学大系11（玉置邦彦ほか編），中山書店，pp. 138-144，2004.

6) Okita M, Nakanishi G, Fujimoto N, et al : Incontinentia pigmenti with MEMO mutation in a Japanese family. *J Dermatol*, **39** : 940-941, 2012.

7) 小川秀興：色素失調症．皮膚臨床，**24** : 311-316，1982.

8) Minić S, Trpinac D, Gabriel H, et al : Dental and oral anomalies in incontinentia pigmenti : a systematic review. *Clin Oral Investig*, **17** : 1-8, 2013.

9) Berlin AL, Paller AS, Chan LS : Incontinentia pigmenti : a review and update on the molecular basis of pathophysiology. *J Am Acad Dermatol*, **47** : 4169-4187, 2002.

10) 眼皮膚白皮症診療ガイドライン作成委員会；深井和吉，大磯直毅，川口雅一ほか：眼皮膚白皮症診療ガイドライン．日皮会誌，**124**(10) : 1897-1911，2014.

11) Suzuki T, Tomita Y : Recent advances in genetic analyses of oculocutaneous albinism types 2 and 4. *J Dermatol Sci*, **51** : 1-9, 2008.

MB Derma，308：48-56，2021.

◆特集／完全攻略！新生児・乳児の皮膚マネジメントマニュアル

遺伝性疾患 Part 2
—水疱症，角化症，先天性乏毛症，
表皮・脂腺母斑，モザイク疾患—

久保亮治*

Key words：掌蹠角化症（palmoplantar keratoderma），先天性乏毛症（hypotrichosis），先天性水疱症（epidermolysis bullosa），魚鱗癬・魚鱗癬症候群（ichthyosis），遺伝子診断（genetic diagnosis）

Abstract 皮膚に何らかの症状が出る遺伝性疾患は数多くあり，既に 500 を超える原因遺伝子が明らかになっている．ここでは教科書的な疾患の羅列を行うのではなく，基本的な病態のとらえ方をわかりやすく解説する．遺伝性疾患の多くは稀少疾患であるが，長島型掌蹠角化症や *LIPH* 変異による先天性乏毛症など，日本人に多い疾患とは外来で遭遇する率も高い．また，表皮母斑や脂腺母斑，伊藤白斑などのモザイク疾患も，外来でしばしば遭遇する疾患である．従来から考えられてきた先天性疾患だけでなく，母斑から癌，小児発症の炎症性疾患に至るまで，先天性の要因が発症に関わる疾患は数多い．その発症の仕組みについての理解を深め，治療方法や遺伝カウンセリングについての知識を得ておくことは，今後の皮膚科診療，特に小児皮膚科の診療において重要である．

水疱症と角化症（魚鱗癬）の病態形成

1．皮膚の構造から水疱症と角化症（魚鱗癬）を考える

皮膚は，頑丈なコラーゲンの層（真皮）と，その表面を覆う表皮からなる．表皮は外側から角層，顆粒層，有棘層，基底層からなっている．表皮と真皮の境界には基底膜があり，基底膜を介して，表皮基底層のケラチノサイトと真皮がつながっている．一方，角層は顆粒層の細胞が角化することで作られる．顆粒層の細胞では，角層を作るための様々な準備（角層間脂質を合成して lamellar body として貯蔵する，ケラチン線維を束ねるためのフィラグリンを生産してケラトヒアリン顆粒として貯蔵しておく，など）が行われている．非常におおざっぱに言うと，顆粒層の細胞の異常により角化異常が起こるのが角化症（魚鱗癬）であり，

基底層の細胞や基底膜の異常により水疱が形成されるのが先天性水疱症である（図 1）．

2．原因遺伝子の働きと働く位置から水疱症と角化症（魚鱗癬）を考える

a）ケラチン

ケラチン線維は中間径フィラメントと呼ばれ，細胞の形を支える細胞骨格である．いわば，鉄筋コンクリートの建物の鉄筋にあたり，ケラチン線維が物理的に弱いと，建物（細胞）が物理的な外力に耐え切れずに崩壊する．ケラチン線維の部品がケラチン蛋白である．基底層の細胞では KRT5 と KRT14 が，顆粒層の細胞では KRT1 と KRT10 がケラチン線維を作っている．それぞれのケラチン蛋白が組み合わさってヘテロダイマーを作り，それが束ねられてケラチン線維となる．変異ケラチン蛋白が組み込まれると，ケラチン線維が異常となり細胞の形を支えることができない．KRT5 または KRT14 に変異があると基底層の細胞が外力により崩壊するため，基底膜直上で水疱が形成され，単純型表皮水疱症となる．一方，KRT1 また

---

* Akiharu KUBO，〒160-8582 東京都新宿区信濃町 35　慶應義塾大学医学部皮膚科学教室，准教授

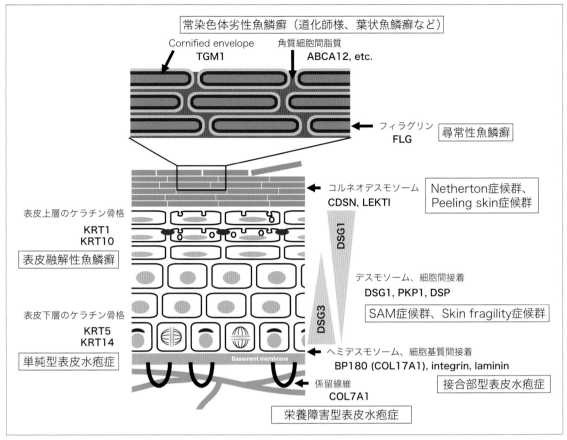

図 1. 表皮の構造をつくる分子とその異常による先天性疾患

は KRT10 に変異があると顆粒層の細胞が外力に
より崩壊し（病理では顆粒変性となる），角化異常
をきたすため，表皮融解性魚鱗癬（旧称：水疱型魚
鱗癬様紅皮症）となる.

b）掌蹠で働くケラチン

掌蹠でのみ働くケラチンとして，掌蹠全体に発
現する KRT9，外力のかかる位置にのみ発現する
KRT6C などがある. KRT9 に変異があっても，
KRT9 は掌蹠以外では発現していないので，掌蹠
以外には症状が現れない. 掌蹠では顆粒層におい
て KRT9 が働くため，角化異常をきたし，Vörner
型掌蹠角化症となる. 一方，KRT6C は掌蹠の中
でも外力のかかる位置でのみ発現が誘導されるた
め，足底でも体重のかかる位置にのみ角化異常が
出現し，focal な掌蹠角化症となる. KRT16 や
KRT17 は掌蹠の中で外力のかかる位置と爪で働
いているため，focal な掌蹠角化症に加えて爪甲の
異常が現れる.

c）角質細胞間脂質の合成・分泌に関連する分子

常染色体劣性遺伝性先天性魚鱗癬（ARCI）の多
くは，角層細胞間脂質であるセラミドの異常によ
り生じる. セラミドの分泌に関わる機構に異常を
きたすのが ABCA12 変異による ARCI であり，
その最重症型が道化師様魚鱗癬である. セラミド
の合成は何段階もの酵素反応により行われるが，
先天的にそれらの酵素のいずれかを欠損すると，
様々な ARCI を生じる.

d）Cornified cell envelope の形成に関連する
分子

顆粒層の細胞は，角化するために，細胞膜の内
側で蛋白質を共有結合させて頑丈な構造体
（cornified cell envelope）を形成する. この主な構
成蛋白であるロリクリン（LOR）の変異はロリク
リン角皮症や Vohwinkel 症候群をきたす. また，
共有結合させる酵素の1つトランスグルタミナー
ゼ1（TGM1）の欠損は ARCI をきたし，典型的に

は葉状魚鱗癬の臨床像となる.

e）基底膜の形成・接着に関連する分子

基底膜において，基底細胞と真皮との接着に異常が起こると，先天性水疱症となる．基底膜の位置で水疱が形成されるのが接合部型表皮水疱症であり，基底膜全体が真皮から剥がれてしまうのが栄養障害型表皮水疱症である．基底細胞と基底膜の接着に関わる基底細胞の膜貫通蛋白 COL17A1（17 型コラーゲン/BP180）やインテグリン，基底膜の構成分子であるラミニンの異常では接合部型表皮水疱症が生じる．一方，基底膜と真皮をつなげるコラーゲンである 7 型コラーゲン（COL7A1）の異常では栄養障害型表皮水疱症が生じる．

水疱症の診断と治療

1．水疱症の診断

a）臨床診断と鑑別疾患

鑑別すべき疾患として，新生児においては，細菌感染に伴う水疱やブドウ球菌性熱傷様皮膚症候群（SSSS），母親からの移行抗体により生じる自己免疫性水疱症などが挙げられる．母乳中の IgA による自己免疫性水疱症も起こり得る．先天性水疱症の病型を臨床的に診断するポイントは，瘢痕形成の有無，稗粒腫の有無，爪症状の有無，季節変動，水疱形成部位の分布などである．

1）単純型表皮水疱症では基本的に，水疱は瘢痕を残さずに治癒し，稗粒腫は形成されず，爪にも症状は出ない．夏に悪化し冬に軽快する．手掌，足底にも水疱を形成する．

2）栄養障害型では，水疱は瘢痕を残して治癒し，しばしば稗粒腫が多発する．爪の脱落や変形がしばしばみられる．特に冬に軽快することはない．掌蹠にはめったに水疱形成はみられない．

3）接合部型では，臨床診断が困難なことが多い．最重症型であるヘルリッツ型は，出生後しばらくはそれほど重症感がないことも多いため，家族へのムンテラには気をつける必要がある．

b）組織学的診断

皮膚生検により HE 染色にて表皮内の水疱形成

を確認する．凍結切片を用いた免疫蛍光染色により，自己抗体の沈着を否定することが重要である．さらに，接合部型，栄養障害型で欠損する蛋白の免疫蛍光染色を行い，発現が消失している分子や低下している分子がないかを検索する．

c）電子顕微鏡

生検組織の一部は電子顕微鏡観察に用いる．基底膜の上で細胞が破壊されているのか，基底膜において水疱が形成されているのか，基底膜の内側で係留線維（7 型コラーゲンからなる線維）が減少しているのか，を検索する．

d）遺伝子診断

候補となる遺伝子の変異検索を行う．特に栄養障害型の原因遺伝子である 7 型コラーゲンが巨大であるため，通常のサンガー法を用いた変異検索は非常に労力がかかる．次世代シーケンサを用いたエクソーム解析により検索するほうが安価になりつつある．

2．先天性水疱症の治療

a）日々のケア

細菌感染を悪化させないために，びらん面の洗浄が必要であるが，真水での洗浄は強い痛みを伴う．自宅での処置のために塩を購入していただき，0.9％の塩水（1 L に 9 g の NaCl を溶かす）で沐浴すれば，痛みや入浴後の発熱を予防できる．手指のびらんについては，メピテルワン®を用いて一本一本の指を巻いた後にミトンで保護するとよい．体幹/四肢のびらん面にはメピレックス®ライトが使いやすい．感染を伴って悪臭が強い場合は，抗菌作用のあるメピレックス®Ag も使用できる．重症例では，水疱を放置すると拡大する．注射針を用いて，水疱の基部を対面で 2 か所，切り裂いて内容液を排出する．穴を開けるだけでなく，針先の斜めにカットされた部分をノコギリのように用いて穴を水平方向に拡げておくと，穴が塞がりにくい．

b）培養表皮移植

2019 年より，接合部型と栄養障害型表皮水疱症に対する自家培養表皮（ジェイス®）の移植が保険

適用となった．特にリバータントと呼ばれる，先天性の遺伝子変異が後天的に自然治癒した細胞が出現した症例では，その遺伝子変異が治癒した細胞から作成した自家培養表皮を移植することで，皮膚症状の大幅な改善が期待できる場合がある．

先天性魚鱗癬

1．魚鱗癬の診断

掌蹠を含む全身の角化異常の症状から，先天性魚鱗癬という臨床診断は難しくないと思われる．表皮融解性魚鱗癬は，水疱症状が目立つ場合，水疱症との鑑別が必要となる．生検検査にて顆粒変性が観察されれば確定診断である．皮膚以外の症状をチェックすることで，魚鱗癬症候群を鑑別していく必要がある．乏毛と難聴を伴えばKID症候群を，乏毛と爪や歯の異常を伴えばClouston症候群や種々の外胚葉形成不全症を疑う．発汗の有無も鑑別に重要な所見となる．

掌蹠角化症

1．長島型掌蹠角化症

先天性の掌蹠角化症には様々なタイプがあるが，ほとんどの疾患は稀であり，日常診療で出会うことは少ない．ただし，長島型掌蹠角化症は，日本人のおよそ50人に1人が保因者と推定され，日本人の約1万人に1人が罹患している掌蹠角化症であり，十分に遭遇する可能性がある疾患である[1]．掌蹠の潮紅が目立つことが特徴的であるが，アトピー性皮膚炎と合併している場合など，掌蹠の潮紅がアトピー性皮膚炎の一症状として見逃されている場合があり，注意が必要である．

2．長島型掌蹠角化症の臨床症状

生後半年程度までに症状が現れることが多く，遅くとも2歳までには症状が現れることがほとんどである．症状は，掌蹠の潮紅を主体とする軽度の過角化で，皮疹の範囲が掌蹠に限局せず，手指背・手首内側・足背・アキレス腱部にまで広がる（transgrediens を示す）ことが特徴である．肘や膝にも潮紅を伴う軽度の過角化がみられることが

ある．症状の軽い症例では，手首やアキレス腱にほとんど症状がない．他の掌蹠角化症と大きく異なる点として，手足を水に浸すと，5分程度のうちに角質が白い色に変化することが特徴的である．そのため，お風呂に浸かったときやプールに入ったときに，手のひらが白くなるかどうかを問診で聞き出せば，おおよそ診断がつく．

本症の特徴として，手足の多汗を伴うことが多いこと，足白癬の合併が多いこと，手足の臭いに悩まれていることが多いこと，が挙げられる．白癬菌の感染は繰り返すことが多く，症状が悪化した場合は，白癬菌感染を疑って積極的に検鏡するべきである．手足の臭いについては，保険収載はされていないが，過酸化ベンゾイルゲルの外用が効果のあることが多い[2]．手足の常在細菌の数を減らすことで，菌が皮脂などを分解して引き起こす臭いを軽減するメカニズムが考えられている．なお，処方するときは，過酸化ベンゾイルゲルは過酸化物なので，靴下などにつくと脱色してしまうことを一言申し添えておくとよい．

3．長島型掌蹠角化症の遺伝様式

長島型掌蹠角化症は劣性遺伝性の疾患である．原因遺伝子はSERPINB7というプロテアーゼインヒビターをコードする遺伝子である．創始者変異として*SERPINB7*の機能喪失性変異 c.796C＞Tがアジア人に広く拡がっているため，本症はアジア人に多くみられる[1]．*SERPINB7*の機能喪失性変異をホモ接合もしくはコンパウンドヘテロ接合で持つと発症する．両親が保因者である場合，1/4の確率で子どもが罹患する．罹患者の子は，変異を1つ罹患者から受け継ぐので保因者となる．

ただし長島型掌蹠角化症では，しばしば親子例を経験する．これはなぜかというと，罹患者がたまたま保因者と結婚していまうということが，1/50の確率で（人口の50人に1人が保因者であるため）起こってしまうからである．この場合，罹患者からは必ずその子どもに変異が受け継がれ，保因者からは1/2の確率で変異が受け継がれるため，1/2の確率で罹患者の子どもが本症に罹患す

ることになる(すなわちトータルで考えると，長島型掌蹠角化症患者の次世代が罹患する危険率は，1/50×1/2でおよそ1%)．この場合，家系図をみると，あたかも優性遺伝の疾患であるかのようにみえてしまうので注意が必要である[3]．

4. 長島型掌蹠角化症の病態メカニズム

長島型掌蹠角化症において，過角化，潮紅，多汗，といった症状が生じるメカニズムはまだよくわかっていない．SERPINB7は主に表皮の顆粒層から角層に存在するプロテアーゼインヒビターである．インヒビターの欠損によって，何らかのプロテアーゼが活性過剰になると予想されるが，SERPINB7が活性調節しているプロテアーゼが何かは，まだ不明である．また，SERPINB7は全身の表皮に発現しているが，不思議なことに症状が現れるのは掌蹠や肘・膝など，ごく限られた領域の皮膚のみである．そのメカニズムもまだわかっていない．

乏毛症

1. LIPH変異による先天性乏毛症

先天性乏毛症には様々なタイプがあるが，日本人に多いのはLIPH変異による先天性乏毛症である．生まれつきの乏毛と縮毛が特徴的である．乏毛の度合いには症例ごとにばらつきがあり，かなり頭皮が透けてみえる症例から，ほとんど頭皮が透けてみえない程度の症例まで様々である[4]．縮毛はすべての症例でみられる．毛の密度は年齢が進むとともに，少しずつ濃くなることが多い．治療として，ミノキシジルの外用が一定の効果を持つことが報告されている．

2. LIPH変異による先天性乏毛症の遺伝様式

LIPH変異による先天性乏毛症は劣性遺伝性の疾患である．原因遺伝子はLIPHと呼ばれる，細胞膜に局在するPA-PLA1αという酵素をコードする遺伝子であり，本症は，この酵素の欠損症である[5]．様々な変異が知られているが，日本人では創始者変異により，特にp.C246S変異とp.H248N変異が多くみられる[6]．日本人には，お

よそ50人に1人程度の保因者がいると推定されており，長島型掌蹠角化症とほぼ同じ罹患率の疾患(日本人におよそ1万人の患者がいると推定される)と考えられる．そのため，本症でも長島型掌蹠角化症と同じく，罹患者が保因者と結婚した場合，親子がともに罹患することがある．

3. LIPH変異による先天性乏毛症の病態メカニズム

LIPHがコードしているPA-PLA1α蛋白は，膜に局在するホスホリパーゼA1という酵素で，ホスファチジン酸からリゾホスファチジン酸を合成する働きを持つ．実は，リゾホスファチジン酸を受け取るレセプターであるLPAR6の欠損症でも，本症と同様の乏毛症をきたす．すなわち，リゾフォスファチジン酸を介するシグナル経路が正しく働かないことが，本症の原因であると考えられている．しかし，その詳しい病態メカニズムは，まだ明らかになっていない．

表皮母斑，脂腺母斑などのモザイク疾患

1. 接合後変異(post-zygotic mutation)によるモザイク疾患のメカニズム

生まれつき存在する皮膚の痣や母斑の多くは，発生過程における突然変異に起因すると考えられる．このような，接合子(受精卵)には存在せず，その後に発生した変異を接合後変異(post-zygotic mutation)と総称する．すなわち，発生途中で1つの細胞に何らかの突然変異(点突然変異，数塩基の欠失や挿入，染色体の一部欠損など)が生じ，その細胞が分裂増殖しながら遊走していき，体の表面のある部分を占拠すると，その部分の皮膚に，それぞれの変異に応じた症状が生じる．このような，1つの個体の中に遺伝的に異なる2種類の細胞が存在している状態を遺伝的モザイクと呼ぶ．皮膚に現れる症状の分布パターンは，どの細胞が症状を作っているかによって異なる．代表的な例として，表皮細胞が作るブラシュコ線や，メラノサイトが作るチェッカーボードパターンが挙げられる(図2)[7]．

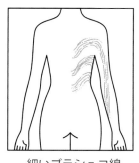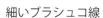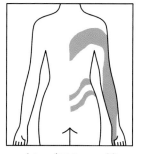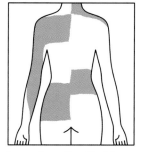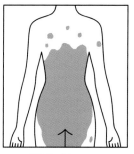

細いブラシュコ線　　　　太いブラシュコ線　　チェッカーボードパターン　　斑状パターン

図 2. 接合後変異により皮膚に現れる代表的なモザイク模様（文献 7 より引用改変）

遺伝学的な変化を持ったケラチノサイトが皮膚の一部に分布して症状を形成するとき，ブラシュコ線に沿った分布パターンが現れる．表皮母斑，脂腺母斑，面皰母斑，線状汗孔角化症，色素失調症などでみられる．一方，遺伝学的な変化を持ったメラノサイトが皮膚の一部に分布して症状を形成するとき，チェッカーボードパターンが現れる．神経線維腫症のモザイク（segmental neurofibromatosis）などでみられる．中央線で左右に分かれない斑状パターンは，巨大色素性母斑などでみられる．

2．表皮母斑・脂腺母斑

接合後変異によりブラシュコ線に沿った模様を呈する疾患の代表例としては，列序性表皮母斑がある．表皮母斑は大きく 2 種類に分けられる．表皮顆粒層に発現するケラチンの変異によって生じる，病理学的に顆粒変性を伴うタイプの表皮母斑と，RAS/MAPK 経路の遺伝子変異により疣状の表皮過形成を生じるタイプの表皮母斑である．

a）表皮融解性魚鱗癬のモザイクによる列序性表皮母斑

KRT1 や *KRT10* の変異が接合後変異として生じた場合，その変異を持つ表皮細胞はブラシュコ線に沿って分布し，そこに表皮母斑が生じる．生検すると，顆粒変性と過角化が観察される．顆粒層の細胞の細胞骨格が脆弱であるため，掻破すると水疱や浅いびらんを生じることがあり，瘙痒や紅斑を伴うことも多い．そのため，炎症性線状疣贅状表皮母斑（ILVEN）と間違って診断されていることがしばしばある．ILVEN の病理では顆粒変性はみられないので，生検すれば鑑別可能である．ILVEN については後述する．なお，*KRT1* や *KRT10* の同じ変異を受精卵のときから持っていた場合は，全身の皮膚において症状が生じ，表皮融解性魚鱗癬（以前は水疱性魚鱗癬様紅皮症と呼ばれていた）となる．

b）RAS/MAPK 経路の遺伝子変異による列序性表皮母斑

RAS/MAPK 経路の遺伝子（例：*HRAS*, *KRAS*, *NRAS*, *FGFR2*, *FGFR3* など）の変異が胚発生中に生じた場合は，病理学的に疣状の表皮肥厚を示す表皮母斑がブラシュコ線に沿って生じる[8]．RAS/MAPK 経路の遺伝子変異による母斑では，変異遺伝子によっても変異の種類によっても，表現型が少しずつ異なる．カリフラワー様の疣状増殖を示すものから，つるっとした外観を示すものまで様々である．興味深いことに，全く同じ遺伝子変異であっても，皮膚の部位によって全く異なる表現型となることがある．例えば HRAS の p.G13R 変異は，体幹では表皮母斑を引き起こすが，頭部では脂腺母斑を引き起こす．一方，同じ HRAS の p.G12S 変異では，体幹では表皮母斑，頭部では woolly hair nevus となり，脂腺母斑は生じない．遺伝子変異を持つ表皮細胞と真皮の間葉系細胞（遺伝子変異は持たない）との相互作用によって，脂腺に分化するか，縮毛を呈するか，といった異なる付属器の表現型が作られると考えられるが，詳しい分子メカニズムはいまだ不明である．

c）表皮母斑・脂腺母斑における発癌リスク

RAS/MAPK 経路の遺伝子変異による表皮母斑，脂腺母斑において注意すべきことの 1 つが，

母斑からの皮膚癌の発生と，内臓腫瘍の発生である．母斑部には RAS などの癌遺伝子に元々1つ変異が入っているため，何らかの突然変異がさらに加わった細胞から腫瘍が発生し得る．これまでも臨床的に，脂腺母斑からの腫瘍発生はよく知られていたが，背景にある遺伝子変異がわかってきたことで，腫瘍発生のメカニズムも少しずつ明らかになってきている．もう1つ注意すべき点は，内臓からの腫瘍発生である．原因となる接合後変異が発生段階の初期に生じていた場合，皮膚に表皮母斑を生じるだけでなく，同じ変異を持つ細胞が内臓にも分布し，そこから腫瘍が発生する可能性がある．例えば HRAS の p.G12S 変異では，同変異を全身に持つ先天性疾患（Costello 症候群）において尿路系の癌の発生率が高いことが知られており，実際に HRAS の p.G12S 変異による表皮母斑の症例で尿路系の上皮細胞も同変異のモザイクになっていたため，そこから尿路上皮癌が発生した症例が報告されている[9]．このような症例では，定期的な尿細胞診などの発癌スクリーニングを考慮する必要がある．

d）ILVEN

ブラシュコ線に沿って生じ，強い炎症と痒みを伴う特殊な表皮母斑として ILVEN がある．病理学的には，顆粒変性を伴わないこと，疣状の表皮増殖と過角化，真皮浅層の著明な細胞浸潤と基底層の液状変性が特徴的である．ILVEN の原因遺伝子は長らく不明であったが，我々は 2016 年に，erythrokeratodermia variabilis et progressiva を引き起こす GJA1 の接合後変異を ILVEN において同定した[10]．すなわち，erythrokeratodermia variabilis et progressiva を引き起こすような gap junction 蛋白の変異が発生過程において生じ，その変異を持つ表皮細胞がブラシュコ線に沿って分布することによって，この症例では ILVEN の臨床像が生じたと考えられた．苔癬型の免疫反応を伴う炎症性角化症の遺伝子変異がモザイクで生じれば，同様の組織所見を伴う ILVEN の臨床像をとると予想される．今後の症例蓄積が待たれる．

3．染色体異常のモザイクによる伊藤白斑

a）伊藤白斑のメカニズム

ブラシュコ線に沿った模様は，接合後に生じた遺伝子変異モザイクだけではなく，接合後に生じた染色体異常のモザイクによっても生じる．代表的な例としては伊藤白斑が挙げられる．伊藤白斑とは，発生過程において生じた染色体異常により，精神発達遅滞とブラシュコ線に沿った色素異常パターンを示す疾患の総称ということができる．染色体異常が生じた細胞が増殖し，外胚葉の中で一部は表皮細胞に，一部は神経細胞に分化して，それぞれ皮膚と脳神経のある部分に分布したため，皮膚ではブラシュコ線に沿った白斑として症状が現れ，脳においては精神発達遅滞として症状が現れると考えられる．全く同じ染色体の変化であっても，それが発生の後期において生じた場合，例えば変異した細胞から表皮は作られたが神経は作られなかったような場合は，ブラシュコ線に沿った白斑は生じるが，精神発達遅滞は生じない．患児の皮膚症状をみた場合，その分布範囲も合わせて考えて，発生のどの段階で変異が生じたのか，について思いを巡らせることが大切である．

なお，特定の染色体異常によって生じることが既に明らかな疾患には，伊藤白斑という診断名ではなく，それぞれの染色体異常に対応した特異的な診断名がつけられる．例えば第12番染色体短腕のテトラソミー（12p tetrasomy）のモザイクによって生じる Pallister-Killian 症候群などがその代表例である[11]．

4．モザイク疾患の遺伝子検査

これらのモザイク疾患の患者は，変異を持たない細胞と変異を持つ細胞の2種類の細胞が，1つの個体の中で混ざった状態にある．そのため，遺伝子診断を行うためには変異を持つ細胞をできるだけ多く含む組織を取り出して，そこからゲノム DNA を抽出して解析する必要がある．

a）ブラシュコ線に沿った模様の場合

ブラシュコ線に沿った模様を呈するモザイク疾患（列序性表皮母斑など）では，病変部表皮のケラ

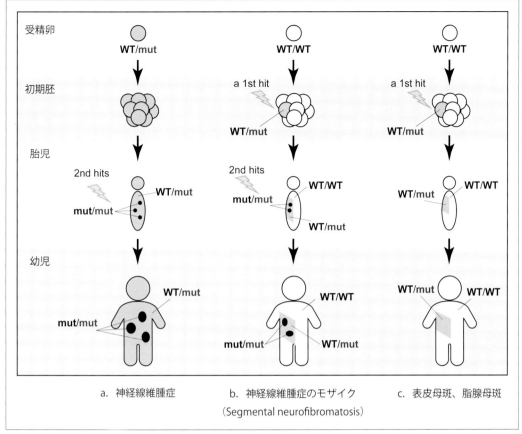

受精卵

初期胚

胎児

幼児

WT/mut

WT/WT

WT/WT

a 1st hit

a 1st hit

WT/mut

WT/mut

2nd hits

2nd hits

WT/mut

WT/WT

WT/mut

WT/WT

mut/mut

mut/mut

WT/WT

WT/mut

WT/mut

WT/WT

mut/mut

WT/mut

a．神経線維腫症

b．神経線維腫症のモザイク
（Segmental neurofibromatosis）

c．表皮母斑，脂腺母斑

図 3．モザイク模様が生まれる仕組み

a：神経線維腫症において出生時から現れるカフェオレ斑の形成メカニズム．発生過程で *NF1* にセ
　カンドヒット変異を生じたメラノサイトが斑状に分布したものがカフェオレ斑である．

b：神経線維腫症のモザイク（segmental neurofibromatosis）では，発生過程の比較的初期に *NF1* に
　突然変異（ファーストヒット変異）を生じた細胞が，メラノサイトに分化してチェッカーボードパ
　ターンに分布している．この分布範囲の皮膚は，少し色調が濃いこともあれば，正常部と区別がつか
　ない場合もある．ファーストヒットを生じた細胞の中で，さらに発生中にセカンドヒットを生じたメ
　ラノサイトがカフェオレ斑を形成する．

c：表皮母斑や脂腺母斑では，発生過程において *HRAS*，*KRAS*，*PIK3CA*，*KRT1*，*KRT10*，
　FGFR3 などに突然変異を生じた細胞が，ケラチノサイトに分化してブラシュコ線に沿って配列
　し，病変を形成する．

チノサイトが接合後変異を持つ細胞である（図
3）．一方，真皮の線維芽細胞や血管内皮細胞は，
その接合後変異を持たない．そこで，病変部皮膚
をバイオプシーした後，ディスパーゼ処理にて表
皮と真皮を分離し，表皮からゲノム DNA を抽出
して遺伝子診断を行う．比較すべき正常コント
ロールとしては，健常部皮膚をバイオプシーでき
れば最善であるが，患者の負担を考慮して，末梢
白血球を正常コントロールとして検査を行うこと
が多い．伊藤白斑の場合は，皮膚にも中枢神経系

にも症状があることから，かなり広範囲の細胞系
列に原因となった遺伝学的変化を持つ細胞が含ま
れていると考えられる．患者の負担を考慮して，
まずは頬粘膜のスワブを検体とした G バンド検査
により染色体異常のモザイクを検索する．

b）チェッカーボード模様の場合

一方，チェッカーボード模様で分布する色素斑
（例えば，神経線維腫症のモザイク（segmental
neurofibromatosis）におけるカフェオレ斑など）
では，病変部表皮のメラノサイトのみが，接合後

変異を持つと考えられる（図3）．この場合，バイオプシーした皮膚全体から，または皮膚を表皮と真皮に分離した後に表皮だけからゲノムDNAを抽出しても，サンプル中のほとんどの細胞は変異を持たない．なぜなら，メラノサイトよりもケラチノサイトのほうが圧倒的に数が多いためである．そのため，メラノサイトが持つ変異配列は，ケラチノサイトが持つ野生型の配列に埋もれてしまい，遺伝子変異を探し出すことはとても困難になる．この場合は，採取した表皮の細胞をばらばらにして，そこからメラノサイトだけを初代培養して，メラノサイトからゲノムDNAを精製して調べる必要がある[12]．

5．モザイク疾患の遺伝カウンセリング

モザイク疾患の遺伝カウンセリングには，思いも寄らぬpitfallがいくつもあるため，細心の注意が必要である．また，モザイク率（変異を持つ細胞と持たない細胞の割合）によっても，カウンセリング内容は全く異なってくる．特に生殖細胞系列にもモザイクがある場合は，子への遺伝についてもケアする必要がある．いずれにしても，一度専門施設へ相談することが望ましい．

文　献

1) Kubo A, Shiohama A, Sasaki T, et al：Mutations in SERPINB7, encoding a member of the serine protease inhibitor superfamily, cause Nagashima-type palmoplantar keratosis. *Am J Hum Genet*, **93**：945-956, 2013.

2) Katsuno M, Shiohama A, Aoki S, et al：A novel nonsense mutation in SERPINB7 and the treatment of foot odor in a patient with Nagashima-type palmoplantar keratosis. *J Dermatol*, **44**：e146-e147, 2017.

3) Mizuno O, Nomura T, Suzuki S, et al：Highly prevalent SERPINB7 founder mutation causes pseudodominant inheritance pattern in Nagashima-type palmoplantar keratosis. *Br J Dermatol*, **171**：847-853, 2014.

4) Kinoshita-Ise M, Kubo A, Sasaki T, et al：Identification of factors contributing to phenotypic divergence via quantitative image analyses of autosomal recessive woolly hair/hypotrichosis with homozygous c.736T＞A LIPH mutation. *Br J Dermatol*, **176**：138-144, 2017.

5) Shimomura Y, Wajid M, Petukhova L, et al：Mutations in the lipase H gene underlie autosomal recessive woolly hair/hypotrichosis. *J Invest Dermatol*, **129**：622-628, 2009.

6) Shimomura Y：Congenital hair loss disorders：rare, but not too rare. *J Dermatol*, **39**：3-10, 2012.

7) Biesecker LG, Spinner NB：A genomic view of mosaicism and human disease. *Nat Rev Genet*, **14**：307-320, 2013.

8) Hafner C, Groesser L：Mosaic RASopathies. *Cell Cycle*, **12**：43-50, 2013.

9) Hafner C, Toll A, Real FX：HRAS mutation mosaicism causing urothelial cancer and epidermal nevus. *N Engl J Med*, **365**：1940-1942, 2011.

10) Umegaki-Arao N, Sasaki T, Fujita H, et al：Inflammatory linear verrucous epidermal nevus with a postzygotic GJA1 mutation is a mosaic erythrokeratodermia variabilis et progressiva. *J Invest Dermatol*, **137**：967-970, 2017.

11) 小野紀子，松井順子，小崎健次郎ほか：12番短腕テトラソミーモザイク（Pallister-Killian症候群）の1例〜染色体異常モザイク疾患における診断名"hypomelanosis of Ito"の位置づけ〜．日皮会誌，**127**：455-461，2017.

12) Maertens O, De Schepper S, Vandesompele J, et al：Molecular dissection of isolated disease features in mosaic neurofibromatosis type 1. *Am J Hum Genet*, **81**：243-251, 2007.

MB Derma, 308：57-66, 2021.

◆特集／完全攻略！新生児・乳児の皮膚マネジメントマニュアル

新生児・乳児の皮膚感染症

日野治子*

Key words：膿痂疹(impetigo)，Staphylococcal scalded skin syndrome(SSSS)，突発性発疹(exanthem subitum)，Gianotti-Crosti 症候群(Gianotti-Crosti syndrome)，手足口病(hand-foot-mouth disease)，伝染性軟属腫(molluscum contagiosum)，新生児ヘルペス(neonatal herpes)，先天性カンジダ症(congenital candidiasis)

Abstract 新生児の皮膚は軟弱で，容易に感染症に侵される．乳児期へと成長するにつれ，さらに多くの感染症に遭遇する．日常，子どもたちが曝される機会が多い感染症を挙げた．同じ病原体でも新生児期，乳幼児期，さらには小児期，成人になって罹患した場合，それぞれ病態が変化する例があること，各々の年代に特異的な疾患があることなどは興味深い．細菌性の SSSS，ウイルス疾患の突発性発疹などはそのよい例である．小児感染症は皮膚科領域でも今後の課題である．

はじめに

新生児の皮膚は，容易に感染症に侵される．乳児期へと成長するにつれバリアも整ってくるものの，さらに世の中の多くの病原体に曝されることにもなる．細菌，ウイルスなど感染症は，皮膚に限局するもの，全身病変を呈するものなど多彩である．ここでは，日常診察する機会の多い疾患を挙げた．

細菌感染症

1．伝染性膿痂疹

伝染性膿痂疹，いわゆるとびひの原因は主に黄色ブドウ球菌(*Staphylococcus aureus*)，溶血性連鎖球菌などで，臨床像としては，水疱形成のみられる水疱性膿痂疹と痂皮の厚く付着した痂皮性膿痂疹とがある．

乳幼児には *S. aureus* による水疱性膿痂疹が多い．特に初夏から真夏に好発し，虫刺や汗疹の部

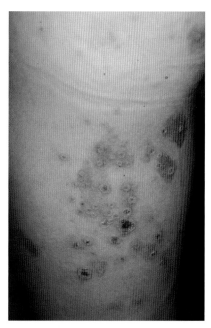

図 1．黄色ブドウ球菌による水疱・びらんを形成した膿痂疹

位を掻破して感染を合併する．掻破したびらん・湿潤局面の周囲に水疱が形成され，水疱内容液またはびらん面の滲出液によってその周囲へと増数，拡大していく(図 1)[1]．

* Haruko HINO, 〒158-8531 東京都世田谷区上用賀 6-25-1 公立学校共済組合関東中央病院皮膚科，特別顧問

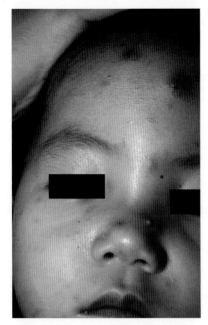

図 2. 黄色ブドウ球菌による化膿性
汗腺炎および汗腺膿瘍

治療は，軽症の膿痂疹には抗菌薬軟膏を外用，難治のときは内服をさせる．通常はセフェム系抗生物質が有効である．最近ではメチシリン耐性黄色ブドウ球菌(MRSA)，特に PVL 株による例も問題になっている．

溶連菌による痂皮性膿痂疹はアトピー性皮膚炎に合併する例が多く，小児より成人に好発する．ペニシリン(Pc)系抗生物質が有効である．

2．化膿性汗孔周囲炎と汗腺膿瘍

黄色ブドウ球菌が汗腺の深部に感染して病変を形成する．発汗の多い夏期に，主に乳幼児の頭部・額・鼻背に好発する．発汗によって汗管内に汗が貯留して周囲に炎症を生じる．ここに黄色ブドウ球菌が感染するが，浅い部位で炎症がとどまっている場合は化膿性汗孔周囲炎，真皮内汗管・汗腺分泌部まで炎症が生じている場合を汗腺膿瘍という．小さい場合は抗菌薬の外用で済むが，大きい場合は切開，排膿し，抗菌薬の内服が必要である(図2)．

3．ブドウ球菌性熱傷様皮膚症候群(Staphyloccocal scalded skin syndrome；以下，SSSS)

S. aureus の産生する外毒素(exfoliative toxin；

以下，ET)によって水疱が形成され，表皮は剥離する．幼児・小児に好発するが，新生児では，かつては Ritter 新生児剥脱性皮膚炎といっていた．今でも重症化する例がある．顔面をはじめ，ほぼ全身が潮紅し，口囲は放射状に皺がよったようにみえ，眼脂・鼻汁が多い．表皮は薄く剥離し，擦過で容易に剥け，Nikolsky 現象がみられる(図3)[1]．

最近の SSSS は MRSA の場合が多く，60〜90%が MRSA とさえいわれている．治療には感受性のある抗菌薬を用いる．

ET の標的蛋白は落葉状天疱瘡抗原のデスモグレイン(Dsg)1 と示されている．Dsg1 は細胞間接着因子であるが，ET はこれに作用する．

4．肛囲連鎖球菌性皮膚炎(perianal streptococcal dermatitis)

小児の肛門周囲に限局して発赤，軽度の浮腫がみられる．瘙痒，疼痛がある．全身症状は通常みられないが，ときに排便時疼痛，血液付着などがある．*Streptococcus pyogenes* による浅在性感染症で，Pc 系抗生物質が有効である．

ウイルス感染症

1．突発性発疹

原因ウイルスは human herpesvirus-6，-7 (HHV-6，-7)である．感染経路は，一般的には母親の唾液中に排泄されたウイルスが経口的あるいは経気道的に乳児に感染すると考えられている．生後初めてかかる熱性発疹症といわれる．生後1〜2年以内の乳児で，38〜39℃の高熱が3〜4日続いた後，解熱とほぼ同時に全身に発疹が出現する．発疹は，風疹ないし麻疹様，すなわち小豆大〜大豆大の紅色斑で，融合することもある(図4)．2〜3日で色素沈着もなく消失する．発熱1〜2日目に軟口蓋に小紅色斑が出現することがあり，永山斑と呼ばれる．対症療法で経過をみる．通常，合併症はないが，稀に高熱期に痙攣や脳炎を生ずる例がある．ごく稀な重症例ではガンシクロビル，ホスカルネットを使用する[2][3]．

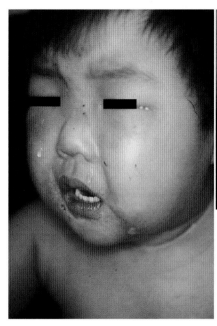
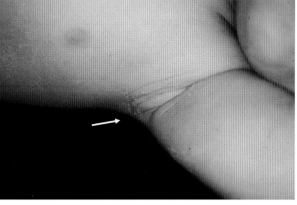

図 3.
黄色ブドウ球菌による SSSS
　　a：口囲の発赤，放射状の皺
　　b：四肢．体幹の発赤，薄く表皮が剝離している
　　　（Nikolsky 現象，→）.

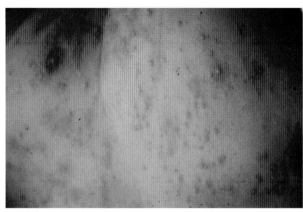
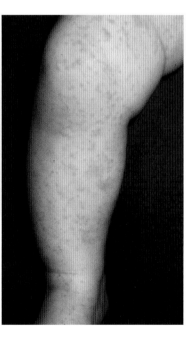

図 4.
突発性発疹
体幹四肢の丘疹・紅斑．播種状にみられる．
皮疹は様々である．

2．Gianotti 病と Gianotti-Crosti 症候群

　HB 抗原陽性例を papular acrodermatitis of childhood（PADC），Gianotti 病といい，HB 抗原陰性ながら類似の臨床症状を呈した例を papulovesicular acrolocated syndrome（PVAS），Gianotti-Crosti 症候群といっていたが，HBsAg⁻ の PVAS の原因として Epstein-Barr ウイルス（EBV），サイトメガロウイルス（CMV）など様々なウイルスが報告され，Gianotti 病も HBV による Gianotti-Crosti 症候群として扱われる．原因不明例も多い[4]．皮疹は四肢末端から始まり，大腿，上腕，顔面へと上行性に拡大する．皮疹は通常，半米粒大ないし米粒大の充実性丘疹，紅斑であるが，紫斑，膨疹などの報告もある（図5）．3 週間ほどで，ときに色素沈着や落屑を伴う場合もあるが，自然消退する．通常，元気な場合が多く対症療法でよいが，EBV や CMV では全身症状を伴う場合がある．

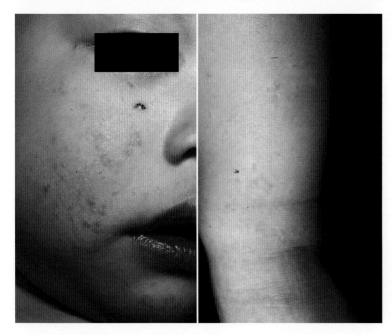

図 5.
Gianotti-Crosti 症候群
顔面，体幹，四肢の発疹．本例の
原因ウイルスは不明

3．手足口病（hand-foot-mouth disease；HFMD）・ヘルパンギーナ

手足口病の原因は，エンテロウイルスのうち CoxA-6，16，A-10，Entero-71 などが知られている．経口的にウイルスに感染すると，潜伏期は3～5日ほどである．症状は，特徴的な皮膚病変が主に手・足・口に生じる[5]．主に手掌・足蹠の角層の厚い部分に小水疱・小紅斑・小丘疹を生じるが，肘頭・膝蓋・臀部など，外的刺激の加わる部位にも紅色丘疹・水疱が生じることが少なくない（図6）．数日～1週間ほどで乾燥し，痂皮化する．口腔内では，口腔粘膜や舌にアフタ・小潰瘍を形成する．全身症状は，倦怠感，37～38℃の発熱などがあるほか，下痢，嘔吐などの消化器症状を呈することもある．Entero-71 による手足口病では髄膜炎，CoxA-16 による手足口病では心筋炎の合併が多いようである．ほとんどの例で経過観察のみでよいが，乳児で口腔内の発疹で食物摂取・飲水不可能になってしまう例があり，補液などの全身管理が必要となる．

エンテロウイルスによる病態では，CoxA-2～6,8,10 によるヘルパンギーナがよく知られている．乳幼児に好発し，発熱，咽頭痛，軟口蓋に発赤を伴った小水疱・小潰瘍が生じ，患児は不機嫌になる．

これらのエンテロウイルス感染症では，腸管で増殖したウイルスが長期間糞便に排泄されるほか，咽頭，皮膚の水疱内容にもウイルスを証明できる．それゆえ，排泄後の手洗いなど日常生活上の注意が必要である．

特に保育所などでは，排泄物処理後の保育士の手洗いも忘れてはならない．

4．伝染性軟属腫

俗にいう"みずいぼ"である．乳幼児に好発する．

接触時の接種によって感染し，病変は体幹・四肢近位部など全身どこにでも生じ得る．スイミングスクールでの皮膚と皮膚の直接接触や，共有するビート板やタオルなどを介しての感染，同胞間，子から親，保育所の保母などへの感染例もみられる．アトピー性皮膚炎患者の皮膚は乾燥し，角層のバリア機能低下によってさらに感染しやすい[6]．

潜伏期間は2週間～50日ほどといわれている．皮膚病変は，点状ないし小豆大の正常皮膚色，中心臍窩を持つ小丘疹である．軟属腫は数個の場合が多いが，ときには小さいものが非常に多数みられるような多発例を経験することがある（図7）．特にアトピー性皮膚炎のように掻破が激しい状態では急速に増加し，播種状になることも稀ではない．

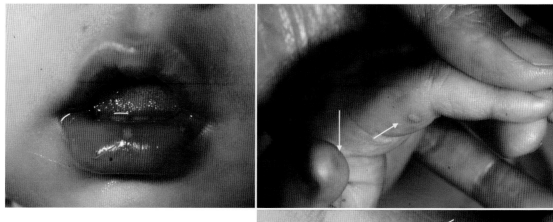

図 6.
手足口病
手・足・口に丘疹, 水疱が散在(→)

幼児・小児に好発すること, さらに特徴的な臨床症状から, 診断は通常, 困難ではないが, 稀に小さな軟属腫が播種状に出現している場合に光沢苔癬, 青年性扁平疣贅などと鑑別が必要な例がある. 治療は放置する例もあるが, 感染を考慮し, 疼痛対策をしての摘除が推奨される[7].

5. ヒト乳頭腫ウイルス感染症

俗にイボといわれる尋常性疣贅はヒト乳頭腫ウイルス(human papilloma virus：HPV)の感染による. 疣贅には臨床症状として, 尋常性疣贅, 扁平疣贅, 尖圭コンジローマ, ミルメシアなど多彩な症状があるが, これらはウイルスの型によって様々な症状を呈する[8].

尋常性疣贅は HPV-2, 27, 57 などが証明され, 小児では足底, 指趾, 爪甲周囲にみられ, 角化性小丘疹で, 単発ないし多発例もある(図 8). 治療に難渋する. 小児がうおのめと言って来院する場合は足底疣贅や HPV-1 のミルメシアといって間違いない. 中央が陥凹した小結節で, ときに圧痛がある.

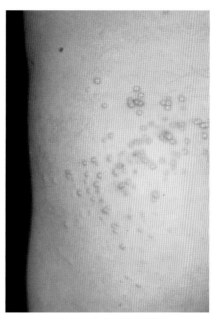

図 7. 伝染性軟属腫
小さな丘疹が多数出現してしまった例

尖圭コンジローマは, 外陰部や肛門周囲にカリフラワー状, 乳頭腫状, 鶏冠状の小結節が多発する(図 9). HPV-6, 11 などが原因ウイルスである. 多くの場合は性行為で感染し, sexually trans-

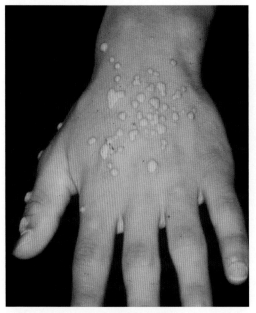

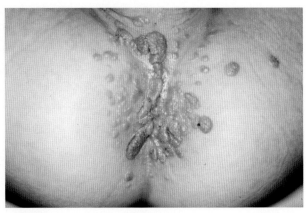

図 8. 尋常性疣贅
角化傾向が強い丘疹が散在している.

図 9. 尖圭コンジローマ
親から感染した例. 肛門部の鶏冠状小結節が集簇している.

mitted infections(STIs)として扱われるが, 乳幼児の例では親に同症状があったり, 稀に性的虐待が論議される. 液体窒素冷凍凝固, イミキモド, 乳幼児では全身麻酔下に電気焼灼, 炭酸ガスレーザーなどで治療する.

6. 単純ヘルペスウイルス感染症

単純ヘルペスは, 単純ヘルペスウイルス(herpes simplex virus ; HSV)の感染によって生じる病態で, 小児でも感染例は少なくないし, 場合によっては重篤になることすらあり得る. 本邦では成人の50~90%が1型HSVに抗体を保有しているといわれ, 初感染は幼児期, 通常5歳以下が多いとされている.

HSVは, 初めて感染した場合を初感染といい, ときには不顕性感染の場合もあるが, 多くの例で, 2~14日ほどの潜伏期で発熱, 倦怠感などの全身症状を伴い, 炎症症状が激しく, 疼痛も強い. 一旦感染して軽快後, 潜伏していたウイルスの再活性化によって生じた皮膚病変は, 通常は初感染に比べ炎症症状・疼痛ともに軽度の場合が多い[9)10)].

a) 口唇ヘルペスおよび口腔内病変

最も多い臨床症状は, 口唇およびその周辺に米粒大までの小丘疹・小水疱が集簇する. 自覚的にはチリチリとした疼痛を感じることが多い. 所属リンパ節が腫脹する. 乳幼児の初感染では炎症が強く, ときには高熱, 倦怠感などの全身症状とともに, 歯肉口内炎を合併することがある. 歯肉口内炎は, 口囲・口唇, 口腔粘膜・歯肉, さらに舌にまでびらん・アフタを形成し, 顎下・頸部リンパ節腫脹を呈し, 疼痛で食事の摂取ができなくなる場合が多い(図10). 発疹は1週間ほどで乾燥し, 痂皮化するが, 口囲や口唇に色素沈着を残すことがある[11)].

b) ヘルペス性瘭疽

ごく些細な傷から始まり, 小水疱, 発赤・腫脹, 疼痛, 局所熱感が高度で, 時間とともに膿疱化し, ときにはびらん, 潰瘍を形成する. リンパ管炎・所属リンパ節炎を起こすこともある. 小児では指しゃぶりをすることによって, 歯肉口内炎から指先に接種されたり, 逆に指のヘルペス性瘭疽から歯肉口内炎を生じたりする例がある(図11).

c) 新生児ヘルペス

新生児のHSV感染は, 局所的または全身的なHSVの感染で, TORCH症候群の一種とされる. 発症例は稀であっても注意を要する病態である.

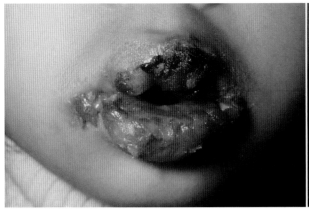
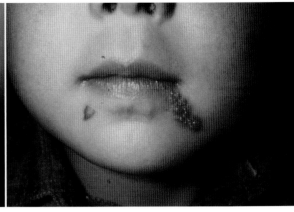

a | b

図 10. 小児の HSV 初感染.
a：口唇, 歯肉口内炎の例（文献 9 より引用）
b：単純ヘルペス（口唇ヘルペス）の再発例

感染経路は 80％が産道感染といわれる. 原因ウイルスは HSV-1 より HSV-2 が多い.

病態は, おおむね全身型, 中枢神経型, 表在型に分けられる. 全身型はウイルス血症を起こし, 諸臓器に感染し, 予後は不良である. 日齢 2～11 日に, 発熱, 痙攣, 黄疸などで発症し, 皮膚症状は欠くことが多く, 肝障害, 播種性血管内凝固症候群（DIC）, 脳炎などを呈する. 無治療で 70～80％, 治療しても 30％の死亡率といわれる. 中枢神経型は HSV が中枢神経に感染し, 脳炎を起こす. 治療しても 70％で後遺症を残すとされる. 表在型は皮膚に水疱, びらんや眼瞼結膜炎を生じるが, 的確な治療を必要とし, 全身型, 中枢神経型になるおそれがある. 治療は入院管理しつつ, 疑わしい場合は抗ウイルス薬の全身投与である. 全身型, 中枢神経型にはアシクロビル 10～20 mg/kg, 経静脈, 8 時間ごと, 21 日間投与とする. これが終了後にはアシクロビル経口 300 mg/m², 1 日 3 回 6 か月とする. 限局型は皮膚, 眼, 口腔のみで中枢神経症状や他の臓器の症状がない場合である. 限局型にはアシクロビル 20 mg/kg 静注, 8 時間ごと 14 日間である[12)13)].

d）Kaposi 水痘様発疹症

Kaposi 水痘様発疹症は初感染, 再活性化のいずれでも生じる. 最も多いのがアトピー性皮膚炎をはじめ皮膚のバリア機能が低下している状態に HSV が接種され, 播種状の病変を呈する病態である（図 12）. おおむね HSV-1 が原因であるが, 稀

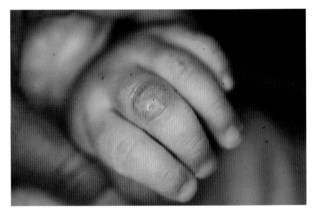

図 11. 単純ヘルペスによる瘭疽
指しゃぶりをする. 本例は口唇には病変がなかったが, 母に口唇ヘルペスあり.

に HSV-2 も確認される. しばしば高熱・悪寒・嘔気・頭痛など全身症状を伴う. 小水疱・びらんが広範囲に生じ, 瘙痒・疼痛を訴える. リンパ節の腫大もみられる. 適切な抗ウイルス薬による治療で, 1 週間ほどで乾燥し, 痂皮化して軽快するが, 黄色ブドウ球菌や溶血性連鎖球菌の二次感染を伴う例もあり, 抗菌薬の併用を必要とする場合も念頭に置く必要がある. 本症は初感染のみならず再発例も少なくないが, 初感染に比べ再発例はやや軽症例が多い.

皮膚寄生性疾患

1．シラミ

原因と臨床：ヒトに寄生するシラミには, ヒト

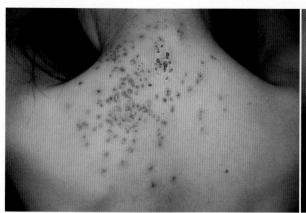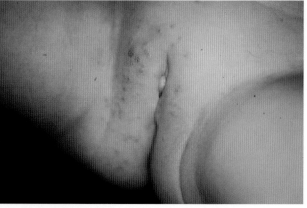

図 12. Kaposi 水痘様発疹症　　　　　　　　　　　　a｜b
a：アトピー性皮膚炎に生じた Kaposi 水痘様発疹症
b：オムツかぶれとして治療されていた Kaposi 水痘様発疹症

ジラミ科ヒトジラミに属するアタマジラミ（*Pediculus humanus humanus*）とコロモジラミ（*P. h. corporis*），ケジラミ科のケジラミ（*Pthirus pubis* Linnaeus）があり，いずれも吸血性である．接触で感染する[14]．

通常，乳児・小児で問題になるのはアタマジラミで，被髪頭部に寄生し，毛の根元に産卵する．臨床症状は瘙痒であるが，ときに搔破によって二次感染を生じる．卵から成虫まで 17〜20 日，成虫の時期は 20〜30 日で，雌の産卵総数は 50〜150 個ほどである．ケジラミはヒトジラミよりやや小さく，カニに似た姿ゆえ crab lice とも呼ばれる．性行為で伝染するため STIs に分類されるが，ごく稀に親から感染した小児例が報告される．感染の機会から約 1 か月の潜伏期の後，瘙痒で気づく場合が多い．卵から成虫まで 13〜16 日，成虫は約 22 日の寿命で雌は約 40 個の卵を産む．診断には，アタマジラミは頭髪を搔き分け，虫卵・成虫体をみつける．虫卵は毛幹にきつく付着し，除去し難い．

治療は，シラミの駆虫剤のピレスロイド系フェノトリンの粉末，シャンプー，10％クロタミトン外用薬を用いるが，梳き櫛で除去するのもよい方法である．

生活指導が重要である．アタマジラミは戯れて接触する機会の多い小児・学童に増加しているが，幼稚園・保育所でも感染例が報告される．一人を保育所・学校への出席停止にしても意味がない．近年は学習塾などを介して広い地域に拡大している場合もあり，家族・友人たちなど一斉に治療が必要であり，登校に関しては禁止する必要はない．むしろ，いじめなどの原因にならないよう配慮すべきである．

2．疥　癬

疥癬（ヒゼンダニ，*Sarcoptes scabiei*）がヒトの皮膚に寄生するが，雌は角層にトンネルを作り，産卵する．寄生後，症状が出るまで 1 か月ほどの潜伏期がある．夜間の瘙痒が強く，通常の型は，指間，陰囊・陰茎，腋窩などにも丘疹，膿疱などに加え，搔破痕が顕著である（図 13）．トンネルの先端をダーモスコープでみて，黒色の点，すなわち虫体を鋏で採取し，KOH で観察し，証明する．免疫能低下状態や高齢者に角化の顕著な角化型疥癬は数百万匹も寄生し，感染力が強い．現在，高齢者収容施設で集団発生したり，病院内で院内感染し，問題になることがあるが，家庭内感染で乳幼児に感染し，さらに保育所で集団感染する事例が報告されている[15]．

治療は，全身的には，成人にはストロメクトール®錠（3 mg）内服または局所的にはスミスリン®ローションの外用である．2 歳以下の乳・幼児には，疥癬の治療に関しては日本皮膚科学会のガイドラインが作成されている[16]．

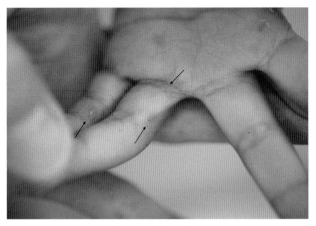

図 13. 乳児の疥癬
矢印：疥癬トンネル

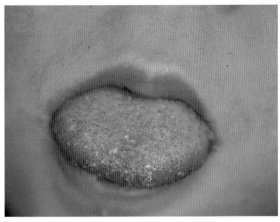

図 14. 鵞口瘡（文献 11 より引用）
幼児の口唇，舌背の白色固着した苔状物

3．真菌症

乳幼児ではカンジダ感染が問題になる．カンジダは健常人でも口腔・消化器・腟内に常在菌として証明し得るが，病原菌として皮膚や粘膜に病変を生じる．*Candida albicans* が最も多い菌種である．

a）乳児寄生菌性紅斑

乳児のおむつで覆われている陰股部・肛門周囲などに紅斑が出現する．下痢が続いた後に好発する．辺縁に粟粒大丘疹や粃糠様落屑を伴う．ときには膿疱を合併し，炎症が強い場合はびらんを呈する．

b）口腔粘膜カンジダ症（鵞口瘡）

新生児・乳幼児，HIV 感染や抗がん剤・ステロイド・免疫抑制剤などを使用中の免疫能低下状態などでみられる．口腔粘膜，舌背などに白色苔状物が固着する（図 14）．こすっても剝がれにくく，無理をすると血が滲み，痛がる．白色苔をこすり取り，顕微鏡下でカンジダを証明する．原因真菌としては *C. albicans* が多い．口角にもびらん，亀裂を生じることがあり，近辺の鱗屑を鏡検すればカンジダを見いだせ，診断できる[11)17)]．

c）慢性皮膚粘膜カンジダ症

非常に稀な疾患である．幼小児期から口腔粘膜はもとより腋窩・陰股部・間擦部・爪甲などにカンジダ寄生による病変を呈する．背景に甲状腺機能低下，糖尿病など内分泌や代謝疾患，免疫不全などがある場合に生じる[17)]．

d）先天性皮膚カンジダ症

ごく稀な病態で，カンジダ性外陰・腟炎のある妊婦から分娩前逆行性に子宮胎内で感染する場合，または出産時経産道性に感染する場合がある．皮膚・粘膜に限局した先天性皮膚カンジダ症，内臓病変を伴う先天性全身性カンジダ症に分けられる．前者は出生時または出生後数日で，皮膚に紅斑・丘疹・小水疱・小膿疱が出現し（図 15），口腔内には白苔が生じる．全身状態は良好で，抗真菌薬の外用で軽快する．後者はフルコナゾールなどの抗真菌薬の全身投与が必要になる[17)～19)]．

e）皮膚カンジダ症の治療

イミダゾール系の外用薬は白癬やカンジダなど浅在性真菌症に有効である[20)]．

おわりに

新生児，乳児期，小児期にみられる主な感染症とその臨床症状を，皮膚病変を中心に記載した．この年代に特有な疾患があること，実際はさらに多種多様な病原体が存在するうえ，臨床症状も各個人によって異なることなどは当然であるが，乳幼児の皮膚病変は成人と比較しても異なる場合がある．乳幼児の皮膚病変は“典型的”の 3 文字で示し難い例が多いのが特徴なのかもしれない．

開示すべき COI：過去にペンレス® テープ検討に際し，マルホ株式会社より原稿料受領あり．

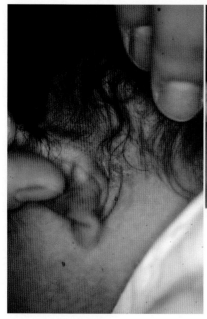
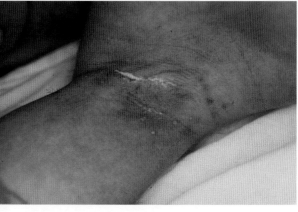

図 15.
新生児カンジダ症
母に腟カンジダ症あり．白色浸軟した鱗屑を鏡検して
カンジダを証明

文 献

1) 西嶋攝子：膿痂疹，Staphylococcal scalded skin syndrome(SSSS)．こどもの発疹のみかた，第4版(日野治子編著)，中外医学社，pp. 142-146, 2015.
2) 多屋馨子：突発性発疹．こどもの発疹のみかた，第4版(日野治子編著)，中外医学社，pp. 42-52, 2015.
3) 日野治子：【新生児・小児皮膚疾患診療マニュアル】急性発疹症：麻疹・風疹・突発性発疹・伝染性紅斑・その他の鑑別疾患，MB Derma, **93**：107-115, 2004.
4) 日野治子：Gianotti 病と Gianotti-Crosti 症候群．日本臨牀(別冊感染症症候群(下))，pp. 536-542, 2013.
5) 日野治子：【小児の発疹の診かた】エンテロウイルス感染症．小児内科，**42**：176-179, 2010.
6) 日野治子：伝染性軟属腫．こどもの発疹のみかた，第4版(日野治子編著)，中外医学社，pp. 184-190, 2015.
7) 日野治子ほか：伝染性軟属腫摘除時の疼痛緩和に対するペンレステープ 18 mg(リドカインテープ剤)の有効性と安全性に対する検討(小児特定使用成生調査)．日臨皮会誌, **32**(2)：202-218, 2015.
8) 江川清文：ヒト乳頭腫ウイルス感染症．こどもの発疹のみかた，第4版(日野治子編著)，中外医学社，pp. 174-183, 2015.
9) 日野治子：単純ヘルペスウイルス感染症・水痘．小児科診療，**82**(11)：1447-1453, 2019.
10) 渡辺大輔：単純ヘルペスウイルス感染症．こどもの発疹のみかた，第4版(日野治子編著)，中外医学社，pp. 80-87, 2015.
11) 日野治子(編著)：口腔粘膜病変アトラス―口の中をのぞいてみよう！見えない病気が見えてくる―，学研メディカル秀潤社，2018.
12) 日本神経感染症学会ほか：単純ヘルペス脳炎診療ガイドライン 2017, 南江堂, 2017.
13) 小児慢性特定疾病情報センター：(69)先天性ヘルペスウイルス感染症(https://www.shouman.jp/disease/details/11_29_069/).
14) 和田康夫：【皮膚科で診る感染症のすべて】虫による病気のすべて．MB Derma, **242**：179-183, 2016.
15) 吉住順子：【皮膚科で診る感染症のすべて】疥癬のすべて．MB Derma, **242**：171-177, 2016.
16) 石井則久ほか：疥癬診療ガイドライン(第3版)．日皮会誌, **125**(11)：2023-2048, 2015.
17) 二宮淳也：カンジダ症．Med Mycol J, **52**：275-281, 2011.
18) 和田美智子ほか：先天性全身性カンジダ症の1例．産婦の進歩, **66**(4)：349-355, 2014.
19) 太田栄治ほか：成下時の皮疹が診断の契機となった先天性カンジダ症の2例．小児感染免疫, **24**(3)：279-284, 2012.
20) 望月 隆：皮膚真菌症診療ガイドライン 2019．日皮会誌, **129**(13)：2639-2673, 2019.

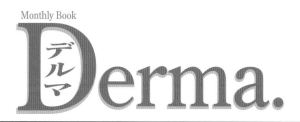

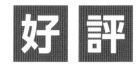

No.300

皮膚科医必携！
外用療法・外用指導のポイント

MB Derma. No.300 2020 年 9 月増大号

編集企画：朝比奈昭彦（東京慈恵会医科大学教授）

定価 5,500 円（本体 5,000 円＋税）　B5 判　186 ページ

◀弊社ホームページへの
　リンクはこちら！
　目次、キーポイントも
　ご覧いただけます！

外用療法・外用指導の基礎から最新知見までまとめた実践書！

前半では基剤の特徴や具体的な使い分け、混合処方など、外用薬と外用療法に関する基礎理論に加え、外用・スキンケア指導の要点を解説。後半では各種皮膚疾患ごとに項目を立て、製剤選択のポイントや外用の工夫・コツについて、エキスパートが最新知見も加え具体的にまとめています。
日常診療で困ったときに読み返したい、充実の 1 冊です！

▶ CONTENTS

全日本病院出版会
www.zenniti.com

〒113-0033　東京都文京区本郷 3-16-4　Tel：03-5689-5989
Fax：03-5689-8030

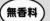
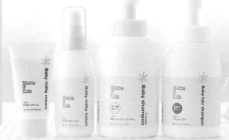
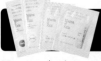
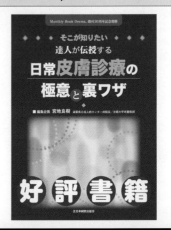

MB Derma, 308：69-74, 2021.

◆特集／完全攻略！新生児・乳児の皮膚マネジメントマニュアル
知っておきたい新生児・乳児の皮膚疾患

佐々木りか子*

Key words：組織球（histiocyte），ランゲルハンス細胞（Langerhans cell），*BRAF*-V600E 遺伝子変異（*BRAF*-V600E），肥満細胞（mastocyte）

Abstract 本稿では，組織球系腫瘍であるランゲルハンス細胞組織球症（Langerhans cell histiocytosis；LCH），若年性黄色肉芽腫（juvenile xanthogranuloma；JXG），および骨髄系腫瘍である肥満細胞症（mastocytosis）について述べる．
　これらに遭遇する頻度は，日常の皮膚科外来においては稀であるが，皮膚症状だけを呈する軽症の症例や他科で診断がつかないために訪れる患者が多い．これらの疾患は，小児期のうちに自然消退をきたすことがあるため，保護者も放置していて病院を受診していない例や，誤診されたまま終わっている例も多いと考える．まず皮膚科医にとって大切なことは，それらの特徴的な臨床症状を見逃さないことであろう．また，最も重要なことは，新生児〜乳児早期に他臓器への侵襲が想定される症例については，早急に皮膚生検による確定診断を行うことと他科と連携したチーム医療を行うこと，および，開業医であれば全身諸臓器の検索および治療ができる医療機関へ紹介をすることである．

組織球系腫瘍

1. ランゲルハンス細胞組織球症（Langerhans cell histiocytosis；LCH）

組織系腫瘍の1つである組織球症とは，単球，マクロファージ，樹状細胞に由来する細胞が，各組織や臓器に集簇的に増殖することによって様々な症状を引き起こす，稀な疾患群の総称である．この組織球症のなかで最も代表的な疾患が，LCHである．血液内科や腫瘍内科が治療の根幹に携わるが，全身の臓器に侵襲するため，様々な科が関連する疾患である．特に初期に皮膚症状が出現するため，初期症状の臨床診断と，皮膚病理組織検査による確定診断に携わる皮膚科医にとっても，大変重要な疾患である．

a）LCH の歴史と分類

この疾患は，かつて，histiocytosis X と呼称さ

れ，Letterer-Siwe 病，好酸球性肉芽腫症，Hand-Schuller-Christian 病に分類されていた．しかし現在，これらは LCH に総括され，それぞれが単一臓器型，多臓器型の LCH として病態により分類されている．

世界的なこの分類方法は，1985年に設立された国際組織球症学会（Histiocyte Society）が中心となって提唱しているが，1987年には組織球症関連疾患を，Langerhans cell（LC），non-LC related，malignant histiocytosis（MH）の3つに分類したことで，診断や治療も大きく変わった．さらに，2010年に非常に大きな発見として，LCH の57％において，腫瘍細胞から *BRAF*-V600E 遺伝子変異が見いだされ，そのほか，MAPK（mitogen-activated protein kinase）経路の遺伝子にも相互排他的な発癌性変異が見つかった．この遺伝子変異は，それまで non-LCH として分類されてきた疾患にも見つかり，臨床的にも LCH を合併することがあることから，LCH，non-LCH という二分

* Rikako SASAKI, 〒157-0073 東京都世田谷区砧 3-3-2-1F 梨の花ひふ科，院長

表 1. 組織球症のグループ分類（文献 2 より引用）

グループ	疾患分類	サブタイプ（主な疾患や病型のみ列挙）
L	LCH：Langerhans cell histiocytosis	単一臓器型, 多臓器型（リスク臓器浸潤あり/なし）, 肺のみ, ほか
	ICH：Indeterminate cell histiocytosis	（他の定義にあてはまらない組織球症）
	ECD：Erdheim-Chester disease	古典的 ECD, 骨病変のない ECD, ほか
	Extracutaneous JXG：Juvenile xanthogranuloma	皮膚以外/全身型の JXG
	Mixed LCH/ECD	LCH と ECD の併発
C	Non-LCH of skin and mucosa	皮膚のみの cutaneous JXG
		xanthogranuloma XG family, non-XG family, ほか
R	RDD：Rosai-Dorfman disease	家族性 散発性：古典的 nodal RDD, extranodal RDD, 悪性腫瘍や免疫疾患との合併, 分類不能型, ほか
M	MH：Malignant histiocytosis	一次性, 二次性
H	HLH：Hemophagocytic lymphohistiocytosis	一次性, 二次性, 原因不明

する分類は，現在使われなくなっている．現在の組織球症のグループ分類[1]を，塩田によりまとめられたものを表 1[2]に示す．

b）LCH の病因・病態

LCH は，樹状細胞の 1 つであるランゲルハンス細胞様形質を持つ「LCH 細胞」が，多臓器に腫瘍性に増殖している疾患である．1990 年代には，LCH 細胞のモノクローナルな増殖という疾患概念でとらえられていた．同時に congenital self-healing reticulohistiocytosis と称されていた自然軽快例が存在したことから，免疫調節異常による反応性増殖という知見も多数報告されていたため，腫瘍性か反応性かの議論が長く続いていた．しかし，2010 年の発癌性遺伝子変異の発見により，骨髄由来の炎症性骨髄腫瘍という概念が確立して，現在では WHO 分類において，histiocytic and dendritic cell neoplasms として扱われている．

病理組織学的には，病変部は未熟な樹状細胞の形質を持つ LCH 細胞が集簇的に増殖しており，マクロファージ，好酸球，破骨細胞，リンパ球などの炎症性細胞浸潤と，様々なサイトカインおよびケモカインが無制御に作用したサイトカインストームを形成している．

c）LCH の疫学

全年齢に生じるが，小児，特に乳幼児にピークがある．年間の発生率は，欧米では小児 5 人/100万人，本邦では 60～100 例/年の報告がある．

d）LCH の臨床症状

＜皮膚症状＞

初発症状として皮膚に特徴的な皮疹をみることが多い．

特に，新生児期から生じうる頭部の皮疹は，脂漏性乳児皮膚炎との鑑別を要するというのが有名である（図 1-a）．また，頸部，腋窩，鼠径部，下腹部も好発部位である．これらの皮疹の特徴は，出血性丘疹をみることである．生後 6 か月くらいまでの乳児の上記部位に，点状出血から 1, 2 mm径の粟粒大血管腫に似た皮疹が多発する（図 1-b, 2-a）のを認めた際には，まずこの疾患を思い浮かべる必要がある．これらのほかに，紅色丘疹，血性痂皮，小水疱，落屑を伴うことも多い．瘙痒感はないことが多いが，稀に伴うことがあるので，湿疹，疥癬も鑑別に挙げられる疾患である．

＜その他の症状＞

・骨病変は punched-out といわれる円形の骨溶解，軟部腫瘤，椎体圧迫骨折．

・肝，脾，骨髄への侵襲は，予後不良のリスクが高い（肝脾腫をきたした症例：図 2-b）．骨髄への侵襲があると，貧血，血小板減少，血球貪食症候群の合併．

・リンパ節，胸腺（石灰化が特徴的）・甲状腺・消化管（口腔内腫瘤，タンパク漏出性胃腸症）・中枢神経系（視床下部，下垂体への浸潤により，尿崩症，低身長など）．

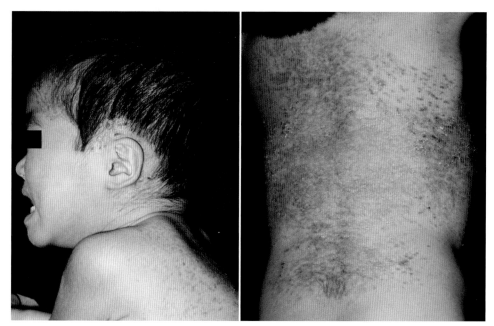

図 1. 生後 6 か月乳児．多臓器型 LCH
前額，頭部，耳後部，背部の多発する出血性丘疹と血性痂皮

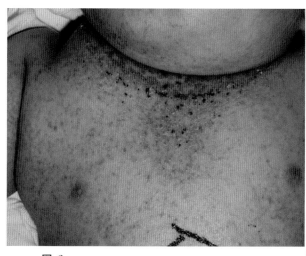

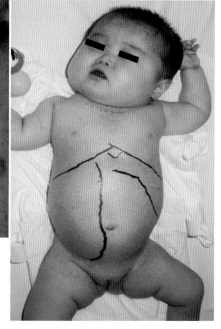

図 2.
生後 2 か月乳児．多臓器型 LCH
頸部，頭部，鼠径部に集簇多発する出血性の丘疹，
血性痂皮．著明な肝脾腫

・成人では，肺への侵襲と喫煙が関係する．

e）LCH の診断と検査

病変部位は，全身の画像診断により行う．

確定診断は，各浸潤組織の生検による病理組織学的診断によりなされる．

＜病理組織学的診断＞

異型を伴う組織球様細胞の集簇を認め，免疫染色にて CD1a，CD207（langerin）陽性．

周囲の炎症性細胞浸潤と，多核巨細胞の出現．

＜血液所見＞

CRP 上昇，血沈亢進，可溶性 IL-2 レセプター高値．

＜遺伝子解析＞

末梢血や骨髄で *BRAF*-V600E 遺伝子変異．

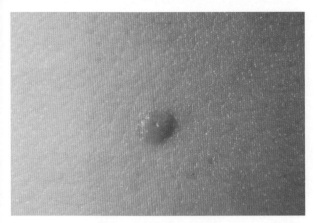

図 3. 若年性黄色肉芽腫

f）LCH の治療

単一臓器型よりも多臓器型のリスクが高くなるのは当然だが，侵襲を受けている部位，症状の程度，経過により，治療方針が大きく変わる．新生児期に皮疹のみ呈する症例や骨病変単独の症例は，自然軽快が期待できる．しかし，前述したように乳児期の皮疹は多臓器型の初発症状である可能性があるので，他の症状の合併の検索が必要である．また，病変が1か所でも部位により多臓器への圧排による症状を呈する場合，また，中枢神経系症状を呈するリスク部位に病変を持つ症例は，治療の早期介入が重要である．一般的にLCHは化学療法が有効で，プレドニゾロン，ビンクリスチン，ビンブラスチン，メトトレキサート，6-メルカプトプリンなどが使用されることが多い．初期治療の反応がよければ多臓器型でも生命予後は悪くないが，30％に再発例（骨が多い）がみられ，中枢神経尿崩症などの晩期合併症につながりやすい．治療は血液・腫瘍内科が中心となって行うので，専門書を参照されたい．

2．若年性黄色肉芽腫（juvenile xanthogranuloma；JXG）

組織球症のなかで，皮膚科に患者が訪れることが最も多い疾患である．表1に示す Histiocyte Society の分類において，Cグループ：non-LCH of skin and mucosa に分類されている．

最も多いのは，JXG は皮膚のみの cutaneous JXG である．

＜皮膚症状＞

数〜10 mm 程度の，黄色〜黄紅色〜黄褐色の半球状，あるいは扁平に隆起した表面平滑，周囲との境界明瞭な充実した丘疹が，単発，あるいは多発する（図3）．神経線維腫症1型にも合併しやすい．頭部，顔に好発し，体幹，四肢のいずれにも生じ得る．生後半年以降に生じ，2，3年間は数や大きさを増すが，徐々に褐色調を帯び，表面にちりめん状の皺が寄って縮小し，新旧の皮疹が入り混じりながら，就学前くらいまでに完全に自然退縮することが多い．

極めて稀に，皮膚以外の多臓器に播種する（Lグループの extracutaneous/disseminated JXG）タイプがある．新生児期から急速に肺，肝，脾に浸潤し，播種性血管内凝固症候群（DIC）に至り，致死的となる．これらにはLCHを合併する例や，MAPK 経路の遺伝子変異をみる症例が報告されており，LCH と同様の化学療法が有効である．多発例では，肝脾腫，貧血，血小板数などに留意しておくとよい．

＜診　断＞

生検による皮膚病理学的診断で確定する．Touton 型巨細胞の出現を伴う CD68，CD163 陽性の泡沫状の組織球浸潤をみる．

肥満細胞症（mastocytosis）

1．はじめに

肥満細胞症は，皮膚や骨髄などの1つ以上の臓器で肥満細胞が腫瘍性に増殖する疾患である．WHO 分類において，肥満細胞症はそれまで骨髄増殖性腫瘍の一病型とされていたが，2016年の改訂により，骨髄系腫瘍として独立した位置づけに置かれるようになった．分類としては，小児に多くみられる皮膚肥満細胞症（cutaneous mastocytosis；CM）と，成人に多くみられる全身性肥満細胞症（systemic mastocytosis；SM）および非常に稀にみられる肥満細胞肉腫（mast cell sarcoma）がある．本項では小児に多くみられ，皮膚のみに肥満細胞が多巣性あるいはびまん性に増殖した

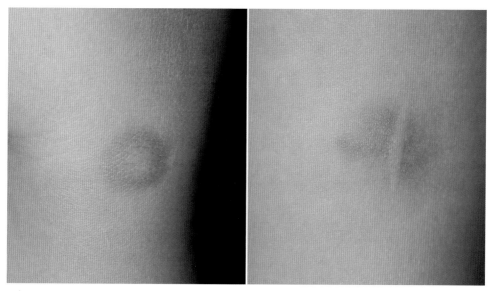

a│b

図 4.

a：単発型色素性蕁麻疹
b：ダリエ徴候．機械的摩擦で生じた膨疹とフラッシング

CM について述べる．

2．皮膚肥満細胞症 CM

臨床像から，① 色素性蕁麻疹（urticaria pigmentosa；UP＝maculopapular cutaneous mastocytosis；MPCM），② びまん性皮膚肥満細胞症（diffuse cutaneous mastocytosis），③ 肥満細胞腫（mastocytoma）に分けられる[3]．

＜疫　学＞

Méni らのシステマティックレビュー[4]によると，1,747 例中 90％は 2 歳以下で発症し，頻度は① が 75％，③ が 20％，② が 5％としている．

＜遺伝子変異＞

50 例の小児の皮膚肥満細胞症の解析では，86％に KIT の変異が認められたと報告されている．

＜症　状＞

生後 6 か月くらいまでに，淡褐色～褐色，楕円形～不整形の周囲との境界がやや不明瞭，軽度の浸潤を触れる小斑で気づかれる．全身どこの皮膚にも生じうる．UP は単発（図 4-a）あるいは多発し，体幹に好発する（図 5）．肥満細胞腫は褐色の結節が多発する．びまん性皮膚肥満細胞症は，全身皮膚がびまん性に肥厚し，オレンジの皮様の外観を呈する．家族内発症の場合は常染色体優性遺伝．

入浴による温熱，運動による体温上昇など，日常的なシーンで膨疹，発赤を起こす．

摩擦により膨疹，透明な水疱を生じ，蕁麻疹発作やアナフィラキシーを起こすことがある．

＜特徴的な臨床症状＞

肥満細胞から分泌される，ケミカルメディエーターが蕁麻疹発作を引き起こす：マスト細胞メディエーター症候群が問題となる．発作は皮膚症状のみが多いが，ときに全身症状を伴う．

＜診　断＞

健康な乳児のため，扁平母斑，カフェオレ斑と非常に誤診されやすく，単発型が水疱形成やフラッシングを伴うと，虫刺症とよく誤診されているが，この疾患を念頭に置きながら発症からの経過を問診することで診断がつく．さらに，外来で本症を疑う褐色斑をみたら，局所をプラスティック定規の角などで少し強めに引っかくと，直後から数分以内に，引っかいた線に一致して隆起した膨疹とフラッシングを生ずる（Darier's sign：ダリエ徴候，図 4-b）ため，簡便な臨床診断として有用である．

＜病理組織学的診断＞

確定診断は皮膚生検を行う．基底層にはメラニンの増殖を伴う．真皮浅層の血管と付属器周囲に，肥満細胞の増殖をみる．トルイジンブルー染色やギムザ染色で顆粒のメタクロマジーが確認され，CD117（Kit）陽性．

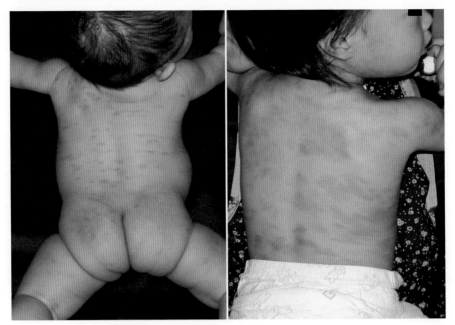

a. 3か月乳児　　　　　　　　　b. 10か月乳児

図 5. 色素性蕁麻疹
背部に多発する淡褐色斑．周囲との境界不明瞭．軽い浸潤を触れ，
一部には蕁麻疹反応が出ている．

＜治　療＞

多くは数〜10 数年で自然消退が期待できるので，症状が軽い場合は経過観察でよい．日常生活の指導としては，長時間や熱い入浴，機械的摩擦を避けるように指導する．マスト細胞メディエーター症候群に対して，抗ヒスタミン薬（H_1 blocker あるいは H_2 blocker），ステロイドの全身投与，局所にはステロイド外用薬を塗布する．

おわりに

上記した 3 つの疾患は，小児皮膚科領域において特有な症状をきたす興味ある腫瘍性疾患である．自然消退をきたす例から致死的な例まで非常に広いスペクトラムを持つ．そして長い間原因不明とされてきた疾患であるが，近年，遺伝子変異が次々と報告され，分類や治療に関しての変化が大きいので，常に新しい知識を得ておくよう心がける必要がある分野である．

文　献

1) Emile JF, Abla O, Fraitag S, et al：Revised classification of histiocytosis and neoplasms of the macrophage-dendritic cell lineages. *Blood*, **127**：2672-2681, 2016.
2) 塩田曜子：【造血器腫瘍学（第 2 版）—基礎と臨床の最新研究動向—】組織球系腫瘍の診断と治療. 日本臨牀, **78**（増刊 3）：708-714, 2020.
3) Hartmann K, Escribano L, Grattan C, et al：Cutaneous manifestations in patients with mastocytosis：Consensus report of the European Competence Network on Mastocytosis：the American Academy of Allergy, Asthma & Immunology：and the European Academy of Allergology and Clinical immunology. *J Allergy Clin Immunol*, **137**：35-45, 2016.
4) Méni C, Bruneau J, Georgin-Lavialle S, et al：Paediatric mastocytosis：a systematic review of 1747 cases. *Br J Dermatol*, **172**：642-651, 2015.

MB Derma, 308：75-81, 2021.

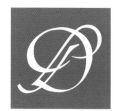

◆特集／完全攻略！新生児・乳児の皮膚マネジメントマニュアル

小奇形や気をつけたい皮膚症状

玉城善史郎*

Key words：副耳(accessory auricle)，耳瘻孔(preauricular sinus)，副乳(accessory breast)，正中頸嚢胞(median cervical cyst/thyroglossal duct cyst)，側頸嚢胞(lateral cervical cyst)，先天性皮膚欠損症(aplasia cutis congenita)，仙尾骨皮膚陥凹(lumbosacral dimple)

Abstract 新生児や乳児の特徴的な皮膚疾患の1つとして外表奇形が挙げられる．副耳や先天性耳瘻孔，副乳などが比較的目にすることの多い小奇形であり，保護者に十分説明できるようにその病因や対処方法などについて再確認してもらいたい．また，新生児から乳児の時期に気づかれる皮膚症状のうちには注意すべき疾患も存在する．正中頸嚢胞や側頸嚢胞は見た目以上に深い皮下組織にまで病変がみられることや，頭部の先天性皮膚欠損症や仙尾骨皮膚陥凹などの正中部にみられる皮膚症状は，ときに頭蓋内や脊椎病変のサインとして表出されていることを知り，適切に対応することが重要である．

はじめに

小児では，成人と同じような皮膚症状でも経過が違う場合もあれば，成人では目にすることの少ない皮膚症状，小児特有の皮膚症状・疾患もみられる．皮膚科医でもそれほど馴染みの深くない，あるいはたまに見かけるけどあまり詳しくは知らない皮膚症状の1つとして，体表の小奇形が挙げられる．また，新生児や乳児のころに指摘される皮膚疾患のなかには，ときに注意を要する疾患などもみられる．この稿では主に，ときにみかける小奇形として副耳や耳瘻孔，副乳など，少し注意が必要な疾患として正中頸嚢胞・側頸嚢胞，先天性皮膚欠損症，仙尾骨皮膚陥凹などについて解説する．

副　耳

【疾患概要】

耳珠の前方に皮膚の隆起や突起として認められ

---

* Zenshiro TAMAKI，〒330-8777 さいたま市中央区新都心1-2 埼玉県立小児医療センター皮膚科，科長

ることが多い単発(図1)ないし多発性(図2)の先天性の小奇形であり，軟骨を含むこともあるため軟骨母斑と呼ばれることもある．

【病因・疫学】

原因としては，耳周囲の病変は第一鰓弓由来とされ，ときにみられる頸部の病変では第二～四鰓弓由来が示唆されている[1]．また，頻度としては出生時の0.14～1.5%程度とされている[2]．

【臨床症状】

耳珠の前方をはじめとして，耳介周囲や耳珠と口角を結ぶ線上に発生する，通常3～10 mm程度の突起状小結節としてみられる．軟骨様の硬さを触知することもある．頸部にみられる場合は頸部副耳や頸耳，先天性頸部軟骨遺残と呼ばれることもある．

【鑑別疾患】

同様の部位に生下時からみられる耳瘻孔も存在するが，瘻孔を有する皮下結節であり，皮膚表面からの隆起がみられないことから鑑別可能．その他，軟線維腫や脂腺母斑などが鑑別に挙げられる．

【病理組織学的所見】

隆起性の病変で，皮膚のみの場合は毛包母斑と

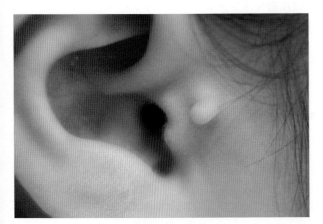

図 1. 副耳
耳前部に小突起がみられる.

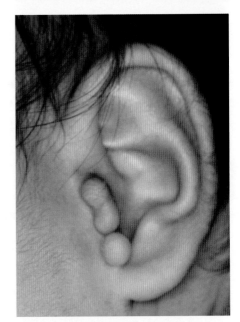

図 2. 副耳（埼玉県立小児医療センター
形成外科 渡辺あずさ先生提供）
耳前部に小突起が複数みられる.

呼ばれることもあり，真皮上層に多数の毛嚢・脂腺・汗腺がみられる．軟骨母斑は上記に加えて線維性結合組織に囲まれた軟骨組織を含有する．さらに神経線維や筋組織の迷入がみられる場合もある．

【合併症】

耳瘻孔や小耳症，外耳道閉鎖，背舌小帯短縮，口蓋裂や第一第二鰓弓症候群，Treacher Collins 症候群などが挙げられ，耳前副耳より頸部副耳に多いとされている．

【治療】

特に他の合併症を認めない場合は，聴力を含めた機能的障害を伴わないため，治療は特に必要ない場合が多いが，整容面の改善を目的として外科的切除が行われる．術後の皮膚突起の残存を避けるために，十分に軟骨を含めて切除することも大切である．幼小児の場合には全身麻酔が必要であるため，通常，1歳以降に保護者と十分に相談したうえで治療時期を検討する必要がある．その他に，小さい病変や軟骨を伴わない場合には生後早期に結紮術が行われる場合もあり，1～2週間前後で壊死により脱落する．

先天性耳瘻孔

【疾患概要】

耳前部や耳輪前縁にみられる先天性の瘻孔であり，片側性にみられる場合と両側性にみられる場合がある．

【病因】

胎生期に外耳を形成する第一・二鰓弓の6個の小隆起の癒合不全が原因として示唆されており[3]，孤発例あるいは不完全型の常染色体優性遺伝とされる．遺伝の場合は浸透率が低く，両側例が多いとされる[4]．

【臨床症状・組織所見】

8～9割の症例では瘻孔の位置は耳輪前縁にみられ（図3），耳前瘻孔と呼ばれることも多い．瘻孔は通常，外耳道上前縁方向に1～2cm程度で，多くの場合は耳介軟骨の軟骨膜に終わるが，外耳道や副咽頭間隙に連続することもある[5]．瘻孔は重層扁平上皮で覆われ，毛包，脂腺や汗腺などの付属器を含むとされる[4]．無症状で経過する場合もあるが，瘻孔から白色分泌物がみられることが多く，ときに炎症（図4）や感染を生じて疼痛を伴

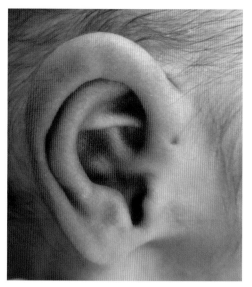

図 3. 耳瘻孔
耳輪前縁に瘻孔がみられる.

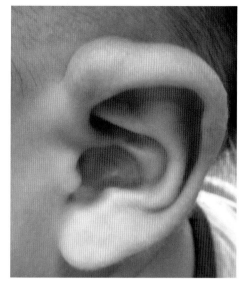

図 4. 耳瘻孔
耳輪前縁部に炎症により発赤を伴った
結節がみられる.

い, 膿瘍を形成する場合もある.

【治　療】

感染を起こしている場合は全摘除が困難で難治化する場合も多いので, 無症状のうちに全瘻管を外科的に摘除することが推奨されている. 摘除の際には再発を予防するために, 可能な限り瘻管を取り残すことなく一塊として切除することが肝要とされている.

副　乳

【疾患概要】

先天的に左右一対の乳房以外に乳頭・乳輪や乳腺構造がみられるものを副乳と呼ぶ.

【病因・疫学】

胎生期に腋窩から正常乳房部位を通過して鼠径部・大腿内側にまで至る弓なりの線上(乳腺堤線, embolic milk line:図5)に発生する7~9対の乳腺原基が発生する. 通常は4番目のみ乳腺となって残存し, その他の原基はすべて退化するが, 退化不全で残存したものが副乳である(図6)[6]. 女性のみならず男性にもみられ, 乳房の先天性疾患のなかで最も多く, 0.22~5.6%にみられるとされている[7].

【臨床所見】

乳腺堤線上に小隆起や色素沈着・陥凹として存在するが, 非常に小さいものも多く, 注意深い診察が必要になることもある. 半数は両側性に一対存在するとされ, 多くの場合は1~2個とされているが, 稀に3つ以上認める場合もある[8]. また, 乳頭や乳輪のみで乳腺組織を認めない症例も多いが, 乳腺組織がある場合は月経や妊娠・出産に伴い腫大や硬結, 乳汁分泌がみられる場合もある[6].

【治　療】

基本的に良性疾患のため, 治療の絶対適応はなく経過観察でよい場合もあるが, 整容的な面や疼痛などの有症状がある場合, 副乳癌の予防のために切除を検討することがある. 切除の際には乳腺組織の取り残しがないように全切除することが大切である[6,8].

正中頸嚢胞(甲状舌管嚢胞)・側頸嚢胞

【疾患概要・病因】

鰓嚢胞は胎生初期に生じる顔面下半分~頸部の様々な器官の基となる鰓弓や鰓裂・鰓溝が遺残により形成された嚢胞であり, 主に正中頸嚢胞(甲状舌管嚢胞)と側頸嚢胞に分けられる. 正中頸嚢胞は第二・三鰓弓から形成される甲状舌管の一部

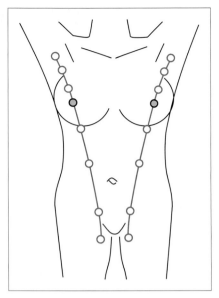

図 5. 副乳
乳腺堤腺（embolic milk line）

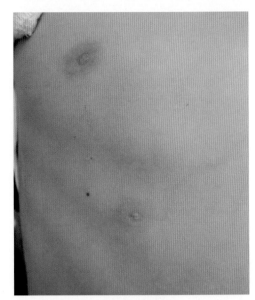

図 6. 副乳
乳腺堤腺（embolic milk line）に正常以外の
乳頭・乳輪がみられる.

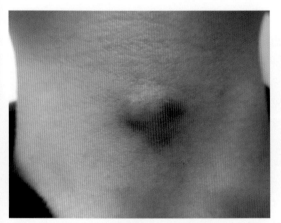

図 7. 正中頸嚢胞（甲状舌管嚢胞）
前頸部中央に発赤を伴う隆起性皮下嚢胞

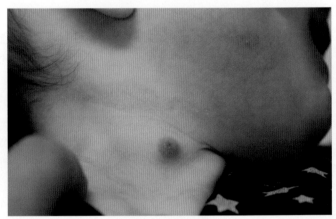

図 8. 側頸嚢胞
側頸部に発赤を伴う隆起性皮下嚢胞

が遺残して生じる. 側頸嚢胞は第一〜五鰓裂の遺残により嚢胞を形成したもので，特に第二鰓裂の遺残によるものが最も多いとされている[9)10)].

【臨床症状】

正中頸嚢胞（甲状舌管嚢胞）（図7）：舌骨の前方，正中線上に表面平滑で半球状に隆起した皮下腫瘤で，舌骨と連続していることから嚥下や挺舌の際に舌骨とともに可動する所見がみられる. 乳幼児期に気づかれる場合もあるが，無症状で未受診のケースも多い. 感染や炎症などを繰り返し，自壊して排膿・瘻孔を形成することもある[10)].

側頸嚢胞（図8）：第二鰓裂性では片側の胸鎖乳突筋の下1/3の前縁に瘻孔，あるいは嚢胞としてみられる. 瘻管から漿液性〜粘液性の分泌物がみられることもある. 多くは無症状であるが，感染を起こすと難治性の瘻孔となる[10)].

【鑑　別】

粉瘤，皮様嚢腫，石灰化上皮腫などが鑑別に挙げられる[9)].

【治　療】

外科的切除が行われる. 感染を起こしていない時期に行い，取り残しのないように注意する. 皮

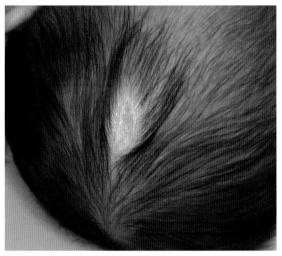

図 9. 先天性皮膚欠損症
頭部正中に白色に透見される脱毛局面

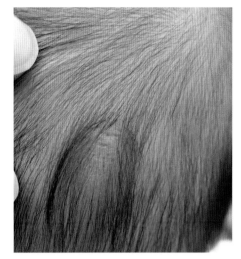

図 10. ヘアカラーサイン
皮膚欠損を囲うように多毛がみられる.

下の深い部位まで剝離するため，神経や血管を損傷しないように施術を行う技術が必要であり，粉瘤や石灰化上皮腫と考えて安易に手術を行うと危険である.

先天性皮膚欠損症

【疾患概要】

生下時より局所または広範囲にみられる，表皮，真皮および，ときに皮下組織に及ぶ皮膚欠損で皮膚付属器の欠損も伴う[11]~[13].

【病　因】

染色体異常や外胚葉発生障害などの遺伝的要因，羊膜と胎児皮膚の癒着による皮膚欠損，頭部の急拡大時の頭皮断裂による皮膚欠損や子宮内感染，母体の妊娠中の抗甲状腺薬のチアマゾール内服などによるものが示唆されているが，原因は不明である[11].

【臨床症状】

四肢体幹を含め，全身どこにでも生じ得るとされるが，好発部位は頭部である（図9）．表皮のびらん程度の軽症例で出生時には既に上皮化しているような軽症例から，筋肉・骨まで達して潰瘍が残存するような重症例までみられる．皮膚の欠損の部位や合併症，遺伝形式などで分類したFrieden分類が有名である[11].　また，ときに多毛が皮膚欠損部を覆うヘアカラーサインという特徴的な

所見（図10）がみられることがある.

【鑑　別】[13]

頭　部：出産時の鉗子や吸引による外傷，脂腺母斑，先天性三角脱毛症など.

体幹四肢：先天性表皮水疱症，結合織母斑など.

【治　療】

潰瘍には感染予防のために抗菌薬の外用や点滴投与を行う．頭部の瘢痕性脱毛となった場合には外科的切除やティッシュエキスパンダーなどの形成外科的治療を考慮する[13].

【注意事項】

頭部では矢状線に沿って正中部にみられることが多く，稀ではあるが，脳ヘルニアや髄膜瘤，脳血管障害などの重症疾患を合併する可能性も指摘されているため[14]，X線検査，超音波検査やCT検査，MRI検査などの画像検査などでこれらの疾患の合併のチェックをすることも重要である.

仙尾骨皮膚陥凹

【概要・症状・合併症】

生下時よりみられる肛門上部の仙骨部分から尾骨にかけての腰仙部にみられる皮膚の陥凹や小窩．同部位には多毛や母斑，血管腫や脂肪腫，skin tagなどを伴うこともある[15].　多くの場合は脊髄疾患とは関連がないとされるが，ときに潜在性二分脊椎の徴候としてみられることがある．陥凹と

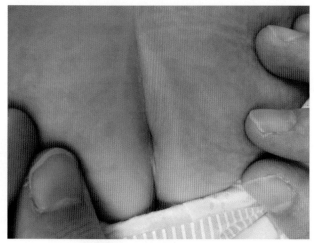

図 11. 仙尾骨皮膚陥凹
臀裂内に小皮膚陥凹がみられる.

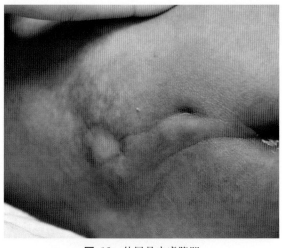

図 12. 仙尾骨皮膚陥凹
臀裂より上方（頭側）に皮膚陥凹がみられ,
さらに皮膚の菲薄化も伴う.

臀裂の位置関係が重要とされており, 陥凹が臀裂内に存在する場合（図11）はほとんど問題ないとされるが, 明らかに臀裂の上方（頭側）にみられる場合（図12）には半数以上に潜在性二分脊椎を合併し, 治療対象となることが多いとされている[16]. 皮膚陥凹の先端はほとんどの場合盲端であるが, 一部には先天性皮膚洞という皮下の瘻孔が腰仙椎や脊髄直腸に交通している疾患も含まれる. さらに血管腫や多毛, 色素性母斑などの他の皮膚病変が合併する場合は高率に二分脊椎を合併するとの報告もあり[17], そのため, 超音波検査やMRIなどにて脊椎病変の有無をチェックすることが重要である.

【治　療】

特に皮膚陥凹が臀裂より頭側にみられる場合は, 早期（1か月以内）に小児脳神経外科などの専門家へ紹介する必要がある.

【注意事項】

最後に, 仙尾骨の皮膚陥凹だけではなく, 脊髄髄膜瘤の症例全例にて腰仙部に人尾や皮膚欠損, 血管腫/血管奇形などの皮膚異常所見（skin stigma）がみられたとの報告もあり[18], 潜在性二分脊椎などの重症疾患の早期発見・見落としを防止のために, 同部位の皮膚所見に対して特に注意深い診察が大切と考える.

文　献

1) 馬場直子:【くびの皮膚病—腫瘍性】臨床例　副耳. 皮膚病診療, **28**:407-410, 2006.
2) 岡田　翠, 吉岡直人, 西村恵理子:当院における副耳254例の検討. 日形会誌, **37**:382-386, 2017.
3) 森田恵司, 武藤二郎:先天性耳瘻孔と耳介軟骨との病理組織学的関連について. 耳鼻と臨床, **33**:229-232, 1987.
4) Scheinfeld NS, Silverberg NB, Weinberg JM, et al : The preauricular sinus : a review of its clinical presentation, treatment, and associations. *Pediatr Dermatol*, **21**:191-196, 2004.
5) 野口昌彦, 近藤昭二, 柴田佳奈:【妊婦健診・分娩体制を再考する】新生児管理　よくみる小奇形. 周産期医学, **40**:114-120, 2010.
6) 梶川明義:【形成外科の治療指針 update 2019】副乳. 形成外科, **62**:S137, 2019.
7) 佐藤　亨:【そこが知りたい性の問題】副乳の対応, 説明のしかたは?　小児内科, **37**:1082-1083, 2005.
8) 山崎　徹, 岡田安弘, 中島秀明:【小児外来必携　お子さまの病気を専門医がわかりやすく説明します（II）】副乳　左右に副乳があります　手術が必要ですか. 小児外科, **49**:62-64, 2017.
9) 帆足俊彦, 大原國章:【小児を診る!皮膚科医の心得】気管支原性嚢胞・鰓性嚢胞. 皮膚臨床, **57**:830-831, 2015.
10) 矢崎悠太, 山高篤行:【子どものあたま, かお, くびの病気～コンサルのタイミング】頸部　正中頸嚢胞, 側頸瘻, 梨状窩瘻. 小児科診療, **82**:

1065-1069, 2019.

11) Frieden IJ：Aplasia cutis congenita：a clinical review and proposal for classification. *J Am Acad Dermatol*, **14**：646-660, 1986.

12) 天羽康之，小方冬樹，間中　泉ほか：【形成異常症】頭部に2つの完全脱毛斑を認めた先天性皮膚欠損症の1例. 皮膚臨床, **40**：1720-1721, 1998.

13) 日野治子：【新生児の皮膚病】先天性皮膚欠損症. *J Visual Dermatol*, **16**：257-259, 2017.

14) Cheraghi N, Delano S, Csikesz C, et al：Sinus pericranii with a hair collar sign. *Pediatric Dermatol*, **31**：397-398, 2014.

15) 橋本武夫：新生児疾患アトラス　副耳　尾仙骨皮膚洞. *Neonatal Care*, **18**：442-443, 2005.

16) 五味　玲，小熊啓文，古川理恵子：【先天性体表瘻孔のすべて】腰仙部皮膚陥凹と脊髄疾患. 小児外科, **50**：179-183, 2018.

17) Guggisberg D, Hadj-Rabia S, Viney C, et al：Skin markers of occult spinal dysraphism in children：a review of 54 cases. *Arch Dermatol*, **140**：1109-1115, 2004.

18) 栗原　淳，四條克倫，西本　博：潜在性二分脊椎の診断と治療―タイプ別に見た治療指針の決定と諸問題. 脳と発達, **41**：191-196, 2009.

2019-2021 全国の認定医学書専門店一覧

北海道・東北地区

北海道	東京堂書店・北24条店
	昭和書房
宮 城	アイエ書店
秋 田	西村書店・秋田支店
山 形	髙陽堂書店

関東地区

栃 木	廣川書店・獨協医科大学店
	廣川書店・外商部
	大学書房・獨協医科大学店
	大学書房・自治医科大学店
群 馬	廣川書店・高崎店
	廣川書店・前橋店
埼 玉	文光堂書店・埼玉医科大学店
	大学書房・大宮店
千 葉	志学書店
東 京	文光堂書店・本郷店
	文光堂書店・外商部
	文光堂書店・日本医科大学店
	医学堂書店
	稲垣書店
	文進堂書店
	帝京ブックセンター（文進堂書店）
	文光堂書店・板橋日大店
	文光堂書店・杏林大学医学部店
神奈川	鈴文堂

東海・甲信越地区

山 梨	明倫堂書店・甲府店
長 野	明倫堂書店
新 潟	考古堂書店
	考古堂書店・新潟大学医歯学総合病院店
	西村書店
静 岡	ガリバー・浜松店
愛 知	大竹書店
	ガリバー・名古屋営業所
三 重	ワニコ書店

近畿地区

京 都	神陵文庫・京都営業所
	ガリバー・京都店
	辻井書院
大 阪	神陵文庫・大阪支店
	神陵文庫・大阪サービスセンター
	辻井書院・大阪歯科大学天満橋病院売店
	関西医書
	神陵文庫・大阪大学医学部病院店
	神陵文庫・大阪医科大学店
	ワニコ書店
	辻井書院・大阪歯科大学楠葉学舎売店
	神陵文庫・大阪府立大学羽曳野キャンパス店
兵 庫	神陵文庫・本社
奈 良	奈良栗田書店・奈良県立医科大学店
	奈良栗田書店・外商部
和歌山	神陵文庫・和歌山営業所

中国・四国地区

島 根	島根井上書店
岡 山	泰山堂書店・鹿田本店
	神陵文庫・岡山営業所
	泰山堂書店・川崎医科大学店
広 島	井上書店
	神陵文庫・広島営業所
山 口	井上書店
徳 島	久米書店
	久米書店・医大前店

九州・沖縄地区

福 岡	九州神陵文庫・本社
	九州神陵文庫・福岡大学医学部店
	井上書店・小倉店
	九州神陵文庫・九州歯科大学店
	九州神陵文庫・久留米大学医学部店
熊 本	金龍堂・本荘店（外商）
	金龍堂・まるぶん店
	九州神陵文庫・熊本出張所（外商）
	九州神陵文庫・熊本大学医学部病院店
大 分	九州神陵文庫・大分営業所
	九州神陵文庫・大分大学医学部店
宮 崎	田中図書販売（外商）
	メディカル田中
鹿児島	九州神陵文庫・鹿児島営業所

＊医学書専門店の全店舗（本・支店，営業所，外商部）が認定店です。各書店へのアクセスは本協会ホームページから可能です。

2020.10作成

　日本医書出版協会では上記書店を医学書の専門店として認定しております。本協会認定証のある書店では，医学・看護書に関する専門的知識をもった経験豊かな係員が皆様のご購入に際して，ご相談やお問い合わせに応えさせていただきます。

　また正確で新しい情報を常にキャッチし，見やすい商品構成などにも心がけて皆様をお迎えいたします。医学書・看護書をご購入の際は，お気軽に，安心して認定店をご利用賜りますようご案内申し上げます。

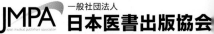

JMPA 一般社団法人 日本医書出版協会

https://www.medbooks.or.jp/

〒113-0033
東京都文京区本郷5-1-13 KSビル7F
TEL (03)3818-0160　　FAX (03)3818-0159

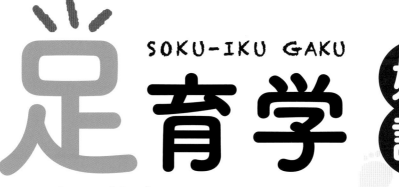

SOKU-IKU GAKU

足育学

好評

外来でみる
フットケア・フットヘルスウェア

編集：**高山かおる** 埼玉県済生会川口総合病院 主任部長
一般社団法人足育研究会 代表理事

2019 年 2 月発行　B5 判　274 頁　定価 7,700 円 (本体 7,000 円＋税)

治療から運動による予防まで
あらゆる角度から「足」を学べる足診療の決定版！

解剖や病理、検査、治療だけでなく、日々のケアや爪の手入れ、
運動、靴の選択など知っておきたいすべての足の知識が網羅されています。
皮膚科、整形外科、血管外科・リンパ外科・再建外科などの医師や看護師、
理学療法士、血管診療技師、さらには健康運動指導士や靴店マイスターなど、
多職種な豪華執筆陣が丁寧に解説！
初学者から専門医師まで、とことん「足」を学べる一冊です。

CONTENTS

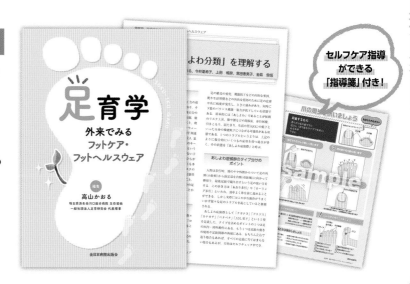

セルフケア指導
ができる
「指導箋」付き！

全日本病院出版会　〒113-0033 東京都文京区本郷 3-16-4　Tel:03-5689-5989
www.zenniti.com　　　　　　　　　　　　　　　　　Fax:03-5689-8030

全日本病院出版会のホームページに
"きっとみつかる特集コーナー"ができました!!

- ☺学会売上好評書籍のご案内や関連特集本コーナーで欲しい書籍が見つかりやすくなりました。
- ☺定期雑誌の最新号や、新刊書籍の情報をすばやくお届けします。
- ☺検索キーワードの入力でお探しの本がカンタンに見つかる、便利な「検索機能」付きです。
- ☺雑誌・書籍の目次、各論文のキーポイントも閲覧できます。

click

| 全日本病院出版会 | 検索 |

zenniti.com

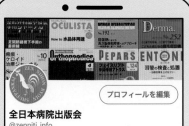

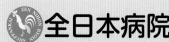
全日本病院出版会　〒113-0033 東京都文京区本郷 3-16-4　Tel:03-5689-5989
www.zenniti.com　　　　　　　　　　　　　　　　Fax:03-5689-8030

第 23 回日本褥瘡学会学術集会

日　　時：2021 年 9 月 10 日（金）～11 日（土）

会　　長：安部　正敏（医療法人社団廣仁会 札幌皮膚科クリニック）

開催形式：WEB 開催　※ライブ配信（一部のセッション）＋後日オンデマンド配信あり

テ ー マ：褥瘡を学ぶ新しいかたち ～仮想空間のふれあいが未来をひらく～

問い合わせ：第 23 回日本褥瘡学会学術集会　運営事務局

　　　　　　株式会社春恒社　コンベンション事業部

　　　　　　〒 169-0072　東京都新宿区大久保 2-4-12

　　　　　　新宿ラムダックスビル

　　　　　　TEL：03-3204-0401　　FAX：03-5291-2176

　　　　　　E-mail：jspu23@c.shunkosha.com

詳細はホームページをご覧ください。

https://www.jspu23.jp/

FAX による注文・住所変更届け

改定：2015 年 1 月

　毎度ご購読いただきましてありがとうございます．

　読者の皆様方に小社の本をより確実にお届けさせていただくために，FAX でのご注文・住所変更届けを受けつけております．この機会に是非ご利用ください．

◇ご利用方法

　FAX 専用注文書・住所変更届けは，そのまま切り離して FAX 用紙としてご利用ください．また，注文の場合手続き終了後，ご購入商品と郵便振替用紙を同封してお送りいたします．**代金が 5,000 円をこえる場合，代金引換便とさせて頂きます**．その他，申し込み・変更届けの方法は電話，郵便はがきも同様です．

◇代金引換について

　本の代金が 5,000 円をこえる場合，代金引換とさせて頂きます．配達員が商品をお届けした際に，現金またはクレジットカード・デビットカードにて代金を配達員にお支払い下さい(本の代金＋消費税＋送料)．（※年間定期購読と同時に 5,000 円をこえるご注文を頂いた場合は代金引換とはなりません．郵便振替用紙を同封して発送いたします．代金後払いという形になります．送料は定期購読を含むご注文の場合は頂きません）

◇年間定期購読のお申し込みについて

　年間定期購読は，1 年分を前金で頂いておりますため，代金引換とはなりません．郵便振替用紙を本と同封または別送いたします．送料無料，また何月号からでもお申込み頂けます．

　毎年末，次年度定期購読のご案内をお送りいたしますので，定期購読更新のお手間が非常に少なく済みます．

◇住所変更届けについて

　年間購読をお申し込みされております方は，その期間中お届け先が変更します際，必ずご連絡下さいますようよろしくお願い致します．

◇取消，変更について

　取消，変更につきましては，お早めに FAX，お電話でお知らせ下さい．

　返品は，原則として受けつけておりませんが，返品の場合の郵送料はお客様負担とさせていただきます．その際は必ず小社へご連絡ください．

◇ご送本について

　ご送本につきましては，ご注文がありましてから約 1 週間前後とみていただきたいと思います．お急ぎの方は，ご注文の際にその旨をご記入ください．至急送らせていただきます．2～3 日でお手元に届くように手配いたします．

◇個人情報の利用目的

　お客様から収集させていただいた個人情報，ご注文情報は本サービスを提供する目的(本の発送，ご注文内容の確認，問い合わせに対しての回答等)以外には利用することはございません．

　その他，ご不明な点は小社までご連絡ください．

株式会社　全日本病院出版会　　〒113-0033 東京都文京区本郷 3-16-4-7F
電話 03(5689)5989　FAX03(5689)8030　郵便振替口座 00160-9-58753

FAX 専用注文用紙 5,000円以上代金引換 (皮 '21.4)

Derma 年間定期購読申し込み（送料弊社負担）	
□ 2021 年__月～12 月　　□ 2020 年1月～12 月（定価 41,690 円）	

□ Derma バックナンバー申し込み（号数と冊数をご記入ください）	
No.　　　/　　　　冊　　No.　　　/　　　　冊　　No.　　　/　　　　冊	

	冊
Monthly Book Derma. 創刊 20 周年記念書籍 □ そこが知りたい 達人が伝授する日常皮膚診療の極意と裏ワザ（定価 13,200 円）	冊
Monthly Book Derma. 創刊 15 周年記念書籍 □ 匠に学ぶ皮膚科外用療法―古きを生かす，最新を使う―（定価 7,150 円）	冊
Monthly Book Derma. No. 307('21.4 月増刊号) □ 日常診療にこの 1 冊！皮膚アレルギー診療のすべて（定価 6,380 円）	冊
Monthly Book Derma. No. 300('20.9 月増大号) □ 皮膚科医必携！外用療法・外用指導のポイント（定価 5,500 円）	冊
Monthly Book Derma. No. 294('20.4 月増刊号) □ "顔の赤み" 鑑別・治療アトラス（定価 6,380 円）	冊
Monthly Book Derma. No. 288('19.10 月増大号) □ 実践！皮膚外科小手術・皮弁術アトラス（定価 5,280 円）	冊
Monthly Book Derma. No. 281('19.4 月増刊号) □ これで鑑別は OK！ ダーモスコピー診断アトラス（定価 6,160 円）	冊

PEPARS 年間定期購読申し込み（送料弊社負担）	
□ 2021 年__月～12 月　　□ 2020 年1月～12 月（定価 42,020 円）	

□ PEPARS バックナンバー申し込み（号数と冊数をご記入ください）	
No.　　　/　　　　冊　　No.　　　/　　　　冊　　No.　　　/　　　　冊	

	冊
PEPARS No. 147('19.3 月増大号) □ 美容医療の安全管理とトラブルシューティング（定価 5,720 円）	冊
□ イチからはじめる美容医療機器の理論と実践 改訂第 2 版（定価 7,150 円）	冊
□ 臨床実習で役立つ 形成外科診療・救急外科処置ビギナーズマニュアル（定価 7,150 円）	冊
□ 足爪治療マスター BOOK（定価 6,600 円）	冊
□ 日本美容外科学会会報 2020 Vol.42 特別号 美容医療診療指針（定価 2,750 円）	冊
□ 図解 こどものあざとできもの―診断力を身につける―	冊
□ Kampo Medicine　経方理論への第一歩（定価 3,300 円）	冊
□ 美容外科手術―合併症と対策―（定価 22,000 円）	冊
□ 足育学 外来でみるフットケア・フットヘルスウェア（定価 7,700 円）	冊
□ 実践アトラス 美容外科注入治療 改訂第 2 版（定価 9,900 円）	冊
□ Non-Surgical 美容医療超実践講座（定価 15,400 円）	冊
□ カラーアトラス 爪の診療実践ガイド（定価 7,920 円）	冊
□ スキルアップ！ニキビ治療実践マニュアル（定価 5,720 円）	冊

その他(雑誌名/号数，書名と冊数をご記入ください)	
□	

お名前	フリガナ		診療科
		要捺印	

ご送付先	〒　　　―

TEL :　（　　　　　）	FAX :　（　　　　　）

FAX 03-5689-8030 全日本病院出版会行

年　　月　　日

住 所 変 更 届 け

お 名 前	フリガナ	
お客様番号		毎回お送りしています封筒のお名前の右上に印字されております8ケタの番号をご記入下さい。
新お届け先	〒　　　　都 道 　　　　　　府 県	
新電話番号	（　　　　　）	
変更日付	年　　　月　　　日より	月号より
旧お届け先	〒	

※ 年間購読を注文されております雑誌・書籍名に✓を付けて下さい。

☐ Monthly Book Orthopaedics （月刊誌）

☐ Monthly Book Derma. （月刊誌）

☐ 整形外科最小侵襲手術ジャーナル （季刊誌）

☐ Monthly Book Medical Rehabilitation （月刊誌）

☐ Monthly Book ENTONI （月刊誌）

☐ PEPARS （月刊誌）

☐ Monthly Book OCULISTA （月刊誌）

バックナンバー 一覧

Monthly Book
Derma.
デルマ

―― 2021 年度　年間購読料　42,130 円 ――
通常号 2,750 円（本体価格 2,500 円＋税）×11 冊
増大号 5,500 円（本体価格 5,000 円＋税）×1 冊
増刊号 6,380 円（本体価格 5,800 円＋税）×1 冊

※各号定価：本体 2,500 円＋税（増刊・増大号は除く）
※ 2016 年以前のバックナンバーにつきましては，弊社ホームページ（https://www.zenniti.com）をご覧ください．

═══════ 次号予告(5月号)　掲載広告一覧 ═══════

どう診る？汗の病気

編集企画／池袋西口ふくろう皮膚科クリニック院長
藤本　智子

編集主幹：照井　正　日本大学教授	No. 308　編集企画：
大山　学　杏林大学教授	玉城善史郎　埼玉県立小児医療センター科長

Monthly Book Derma. No. 308

2021 年 4 月 15 日発行(毎月 15 日発行)
定価は表紙に表示してあります.
Printed in Japan

発行者　　末 定 広 光
発行所　　株式会社　全日本病院出版会
〒 113-0033　東京都文京区本郷 3 丁目 16 番 4 号 7 階
　　　　　電話　(03)5689-5989　Fax (03)5689-8030
　　　　　郵便振替口座 00160-9-58753
印刷・製本　三報社印刷株式会社　　電話　(03)3637-0005
広告取扱店　㈱メディカルブレーン　電話　(03)3814-5980

Ⓒ ZEN・NIHONBYOIN・SHUPPANKAI, 2021

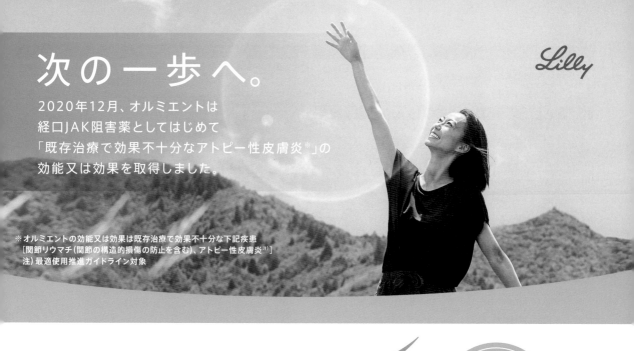

次の一歩へ。

2020年12月、オルミエントは
経口JAK阻害薬としてはじめて
「既存治療で効果不十分なアトピー性皮膚炎※」の
効能又は効果を取得しました。

※オルミエントの効能又は効果は既存治療で効果不十分な下記疾患
［関節リウマチ（関節の構造的損傷の防止を含む）、アトピー性皮膚炎[注]］
注）最適使用推進ガイドライン対象

ヤヌスキナーゼ（JAK）阻害剤　薬価基準収載

オルミエント®錠 4mg 2mg

olumiant®(baricitinib) tablets　バリシチニブ錠

適応追加

劇薬・処方箋医薬品　注意−医師等の処方箋により使用すること

---

1. 警告
〈効能共通〉
1.1 本剤投与により、結核、肺炎、敗血症、ウイルス感染等による重篤な感染症の新たな発現もしくは悪化等が報告されており、本剤との関連性は明らかではないが、悪性腫瘍の発現も報告されている。本剤が疾病を完治させる薬剤でないことも含め、これらの情報を患者に十分説明し、患者が理解したことを確認した上で、治療上の有益性が危険性を上回ると判断される場合にのみ投与すること。
また、本剤投与により重篤な副作用が発現し、致死的な経過をたどった症例が報告されているので、緊急時の対応が十分可能な医療施設及び医師が使用すること。また、本剤投与後に有害事象が発現した場合には、主治医に連絡するよう患者に注意を与えること。[1.2.1、1.2.2、2.2、2.3、8.1、8.2、9.1.1-9.1.3、11.1.1、15.1.1、15.1.2参照]
1.2 感染症
1.2.1 重篤な感染症
　　　敗血症、肺炎、真菌感染症を含む日和見感染症等の致死的な感染症が報告されているため、十分な観察を行うなど感染症の発現に注意すること。[1.1、2.2、8.1、9.1.1、9.1.3、11.1.1、15.1.1参照]
1.2.2 結核
　　　播種性結核（粟粒結核）及び肺外結核（脊椎、リンパ節等）を含む結核が報告されている。結核の既感染者では症状の顕在化及び悪化のおそれがあるため、本剤投与に先立って結核に関する十分な問診及び胸部X線検査に加え、インターフェロンγ遊離試験又はツベルクリン反応検査を行い、適宜胸部CT検査等を行うことにより、結核感染の有無を確認すること。結核の既往歴を有する患者及び結核の感染が疑われる患者には、結核等の感染症について診療経験を有する医師と連携の下、原則として本剤投与前に適切な抗結核薬を投与すること。ツベルクリン反応検査等の検査が陰性の患者において、投与後活動性結核が認められた例も報告されている。[1.1、2.3、8.2、9.1.2、11.1.1参照]
1.3 本剤についての十分な知識と適応疾患の治療の知識・経験をもつ医師が使用すること。
〈関節リウマチ〉
1.4 本剤の治療を行う前に、少なくとも1剤の抗リウマチ薬等の使用を十分勘案すること。

---

2. 禁忌(次の患者には投与しないこと)
2.1 本剤の成分に対し過敏症の既往歴のある患者
2.2 重篤な感染症（敗血症等）の患者［症状が悪化するおそれがある。］[1.1、1.2.1、8.1、9.1.1、9.1.3、11.1.1、15.1.1参照]
2.3 活動性結核の患者［症状が悪化するおそれがある。］[1.1、1.2.2、8.2、9.1.2、11.1.1参照]
2.4 重度の腎機能障害を有する患者[7.2、9.2.1、16.6.1参照]
2.5 好中球数が500/mm³未満の患者[8.3、9.1.9、11.1.3参照]
2.6 リンパ球数が500/mm³未満の患者[8.3、9.1.10、11.1.3参照]
2.7 ヘモグロビン値が8g/dL未満の患者[8.3、9.1.11、11.1.3参照]
2.8 妊婦又は妊娠している可能性のある女性[9.5参照]

4. 効能又は効果

既存治療で効果不十分な下記疾患
〇関節リウマチ（関節の構造的損傷の防止を含む）
〇アトピー性皮膚炎[注]
注）最適使用推進ガイドライン対象

5. 効能又は効果に関連する注意

〈関節リウマチ〉
5.1 過去の治療において、メトトレキサートをはじめとする少なくとも1剤の抗リウマチ薬等による適切な治療を行っても、疾患に起因する明らかな症状が残る場合に投与すること。
〈アトピー性皮膚炎〉
5.2 ステロイド外用剤やタクロリムス外用剤等の抗炎症外用剤による適切な治療を一定期間施行しても、十分な効果が得られず、強い炎症を伴う皮疹が広範囲に及ぶ患者に用いること。[17.1.6-17.1.8参照]
5.3 原則として、本剤投与時にはアトピー性皮膚炎の病変部位の状態に応じて抗炎症外用剤を併用すること。
5.4 本剤投与時も保湿外用剤を継続使用すること。

6. 用法及び用量

通常、成人にはバリシチニブとして4mgを1日1回経口投与する。なお、患者の状態に応じて2mgに減量すること。

7. 用法及び用量に関連する注意

〈効能共通〉
7.1 本剤4mg 1日1回投与で治療効果が認められた際には、本剤2mg 1日1回投与への減量を検討すること。[17.1.3-17.1.8参照]
7.2 中等度の腎機能障害のある患者には、2mgを1日1回経口投与する。[2.4、9.2.1-9.2.3、16.6.1参照]

腎機能障害の程度	推算糸球体ろ過量 (eGFR:mL/分/1.73m²)	投与量
正常又は軽度	eGFR≧60	4mgを1日1回投与
中等度	30≦eGFR<60	2mgを1日1回投与
重度	eGFR<30	投与しない

7.3 プロベネシドとの併用時には本剤を2mg 1日1回に減量するなど用量に注意すること。[10.2、16.7.1参照]
〈関節リウマチ〉
7.4 免疫抑制作用が増強されると感染症のリスクが増加することが予想されるので、本剤と抗リウマチ生物製剤や他の経口ヤヌスキナーゼ(JAK)阻害剤との併用はしないこと。本剤とこれらの薬剤との併用経験はない。
〈アトピー性皮膚炎〉
7.5 免疫抑制作用が増強されると感染症のリスクが増加することが予想されるので、本剤と免疫調整生物製剤、他の経口JAK阻害剤、シクロスポリン等の強力な免疫抑制剤との併用はしないこと。本剤とこれらの薬剤との併用経験はない。
7.6 本剤による治療反応は、通常投与開始から8週までには得られる。8週までに治療反応が得られない場合は、投与中止を考慮すること。

8. 重要な基本的注意

〈効能共通〉
8.1 本剤は、免疫反応に関与するJAKファミリーを阻害するので、感染症に対する宿主免疫能に影響を及ぼす可能性がある。本剤の投与に際しては十分な観察を行い、感染症の発現や増悪に注意すること。また、患者に対し、発熱、倦怠感があらわれた場合には、速やかに主治医に相談するよう指導すること。[1.1、1.2.1、2.2、9.1.1、9.1.3参照]
8.2 本剤投与に先立って結核に関する十分な問診及び胸部X線検査に加え、インターフェロンγ遊離試験又はツベルクリン反応検査を行い、適宜胸部CT検査を行うことにより、結核感染の有無を確認すること。本剤投与中は胸部X線検査等の適切な検査を定期的に行うなど結核の発現には十分に注意すること。患者に対し、結核を疑う症状が発現した場合（持続する咳、発熱等）には速やかに主治医に連絡するよう説明すること。[1.1、1.2.2、2.3、9.1.2参照]
8.3 好中球減少、リンパ球減少及びヘモグロビン減少があらわれることがあるので、本剤投与開始後に好中球数、リンパ球数及びヘモグロビン値を確認すること。[2.5-2.7、9.1.9-9.1.11、11.1.3参照]
8.4 ヘルペスウイルスを含むウイルスの再活性化（帯状疱疹等）が報告されている。また、日本人関節リウマチ患者で認められた重篤な感染症のうち多くが帯状疱疹であったこと、播種性帯状疱疹も認められていることから、ヘルペスウイルス等の再活性化の徴候や症状の発現に注意すること。徴候や症状の発現が認められた場合には、患者に受診するよう説明し、本剤の投与を中断し速やかに適切な処置を行うこと。また、ヘルペスウイルス以外のウイルスの再活性化にも注意すること。[11.1.1参照]
8.5 抗リウマチ生物製剤によるB型肝炎ウイルスの再活性化が報告されているので、本剤投与に先立って、B型肝炎ウイルス感染の有無を確認すること。[9.1.7参照]
8.6 感染症発現のリスクを否定できないので、本剤投与中の生ワクチン接種は行わないこと。
8.7 総コレステロール、LDLコレステロール、HDLコレステロール及びトリグリセリドの上昇等の脂質検査値異常があらわれることがある。本剤投与開始後は定期的に脂質検査値を確認すること。臨床上必要と認められた場合には、脂質異常症治療薬の投与等の適切な処置を考慮すること。
8.8 トランスアミナーゼ値の上昇があらわれることがあるので、本剤投与中は、観察を十分に行うこと。トランスアミナーゼ値が基準値上限の5～10倍以上に上昇した症例も報告されている。[9.3、11.1.4参照]
8.9 悪性リンパ腫、固形癌等の悪性腫瘍の発現が報告されている。本剤との因果関係は明らかではないが、悪性腫瘍の発現には注意すること。[15.1.2参照]
〈アトピー性皮膚炎〉
8.10 本剤が疾患を完治させる薬剤でなく、本剤投与中も保湿外用剤等を併用する必要があることを患者に対して説明し、患者が理解したことを確認したうえで投与すること。
8.11 本剤は免疫抑制作用を有することから、皮膚バリア機能が低下しているアトピー性皮膚炎患者への投与に際しては十分な観察を行い、皮膚感染症の発現に注意すること。アトピー性皮膚炎患者を対象とした臨床試験において重篤な皮膚感染症が報告されている。

9. 特定の背景を有する患者に関する注意

9.1 合併症・既往歴等のある患者
9.1.1 感染症（重篤な感染症を除く）の患者又は感染症が疑われる患者 [1.1、1.2.1、2.2、8.1、11.1.1参照]
9.1.2 結核の既感染者（特に結核の既往歴のある患者及び胸部レントゲン上結核治癒所見のある患者）又は結核感染が疑われる患者 （1）結核の既感染者では、結核を活動化させるおそれがある。[1.1、1.2.2、2.3、8.2、11.1.1参照]（2）結核の既往歴を有する場合及び結核感染が疑われる場合には、結核の診療経験がある医師に相談すること。以下のいずれかの患者には、原則として本剤投与前に適切な抗結核薬を投与すること。[1.1、1.2.2、2.3、8.2、11.1.1参照]・胸部画像検査で陳旧性結核に合致するか推定される陰影を有する患者 ・結核の治療歴（肺外結核を含む）を有する患者 ・インターフェロンγ遊離試験やツベルクリン反応検査等の検査により、既感染が強く疑われる患者 ・結核患者との濃厚接触歴を有する患者
9.1.3 易感染性の状態にある患者 感染症を発現するリスクが高い。[1.1、1.2.1、2.2、8.1、11.1.1参照]
9.1.4 腸管憩室のある患者 消化管穿孔があらわれるおそれがある。[11.1.2参照]
9.1.5 間質性肺炎の既往歴のある患者 定期的に問診を行うなど、注意すること。間質性肺炎があらわれるおそれがある。[11.1.5参照]
9.1.6 静脈血栓塞栓症のリスクを有する患者 [11.1.6参照]
9.1.7 B型肝炎ウイルスキャリアの患者又は既感染者（HBs抗原陰性、かつHBc抗体又はHBs抗体陽性） 肝機能検査値やHBV DNAのモニタリングを行うなど、B型肝炎ウイルスの再活性化の徴候や症状の発現に注意すること。抗リウマチ生物製剤を投与されたB型肝炎ウイルスキャリアの患者又は既感染者において、B型肝炎ウイルスの再活性化が報告されている。なお、活動性B型肝炎の患者は臨床試験では除外されている。[8.5参照]
9.1.8 C型肝炎患者 臨床試験では除外されている。
9.1.9 好中球減少（好中球数500/mm³未満を除く）のある患者 好中球数が低い患者（1000/mm³未満）については、本剤の投与を開始しないことが望ましい。好中球減少が更に悪化するおそれがある。[2.5、8.3参照]
9.1.10 リンパ球減少（リンパ球数500/mm³未満を除く）のある患者 リンパ球減少が更に悪化するおそれがある。[2.6、8.3参照]
9.1.11 ヘモグロビン値減少（ヘモグロビン値8g/dL未満を除く）のある患者 ヘモグロビン減少が更に悪化するおそれがある。[2.7、8.3参照]

10. 相互作用

10.2 併用注意（併用に注意すること） プロベネシド[7.3、16.7.1参照]

11. 副作用

次の副作用があらわれることがあるので、観察を十分に行い、異常が認められた場合には投与を中止するなど適切な処置を行うこと。
11.1 重大な副作用
11.1.1 感染症 帯状疱疹（3.2%）、肺炎（0.8%）、ニューモシスティス肺炎（0.1%未満）、敗血症（0.1%未満）、結核（0.1%未満）等の重篤な感染症（日和見感染症を含む）があらわれ、致死的な経過をたどることがある。本剤投与中に重篤な感染症を発現した場合は、感染症がコントロールできるようになるまで投与を中止すること。[1.1、1.2.1、1.2.2、2.2、2.3、8.4、9.1.1-9.1.3参照]
11.1.2 消化管穿孔（0.1%未満） 異常が認められた場合には投与を中止するとともに、腹部X線、CT等の検査を実施するなど十分に観察し、適切な処置を行うこと。[9.1.4参照]
11.1.3 好中球減少（0.8%）、リンパ球減少（1.3%）、ヘモグロビン減少（0.1%） 好中球数：本剤投与開始後、継続して500～1000/mm³である場合は、1000/mm³を超えるまでは本剤の投与を中断すること。リンパ球数：本剤投与開始後、500/mm³未満になった場合は、500/mm³以上になるまで本剤の投与を中止すること。ヘモグロビン値：本剤投与開始後、8g/dL未満になった場合には、正常化するまで本剤の投与を中止すること。[2.5-2.7、8.3参照]
11.1.4 肝機能障害、黄疸 AST（0.9%）、ALT（1.1%）の上昇等を伴う肝機能障害、黄疸（頻度不明）があらわれることがある。[8.8参照]
11.1.5 間質性肺炎（0.1%未満）
発熱、咳嗽、呼吸困難等の呼吸器症状に十分に注意し、異常が認められた場合には、速やかに胸部X線検査、胸部CT検査及び血液ガス検査を実施し、本剤の投与を中止するとともにニューモシスティス肺炎との鑑別診断（β-Dグルカンの測定等）を考慮に入れ適切な処置を行うこと。[9.1.5参照]
11.1.6 静脈血栓塞栓症（0.3%） 肺塞栓症及び深部静脈血栓症があらわれることがある。[9.1.6参照]
11.2 その他の副作用 主な副作用（発現頻度1%以上）は、上気道感染、LDLコレステロール上昇、悪心、腹痛、帯状疱疹、単純ヘルペス、尿路感染、頭痛、ALT上昇、AST上昇、血小板増加症、トリグリセリド上昇、CK上昇

21. 承認条件

21.1 医薬品リスク管理計画を策定の上、適切に実施すること。
〈関節リウマチ〉
21.2 製造販売後、一定数の症例に係るデータが蓄積されるまでの間は、全症例を対象に使用成績調査を実施することにより、本剤の安全性及び有効性に関するデータを早期に収集し、本剤の適正使用に必要な措置を講じること。

その他の使用上の注意については添付文書をご参照ください。

＊添付文書：2020年12月改訂（第3版、効能変更）

Lilly Answers リリーアンサーズ
日本イーライリリー医薬情報問合せ窓口
0120-360-605[※1]（医療関係者向け）
受付時間 月曜日～金曜日 8:45～17:30[※2]
※1 通話料は無料です。携帯電話、PHSからもご利用いただけます
※2 祝祭日及び当社休日を除きます
www.lillymedical.jp

製造販売元〈文献請求先及び問い合わせ先〉
日本イーライリリー株式会社
〒651-0086 神戸市中央区磯上通5丁目1番28号

PP-BA-JP-2372
2020年12月作成